AF460246

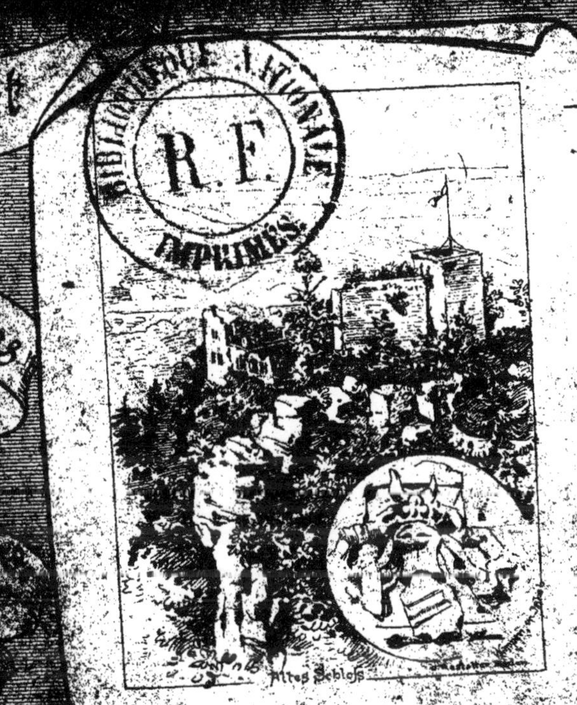

Guides Bruckmann illustrés

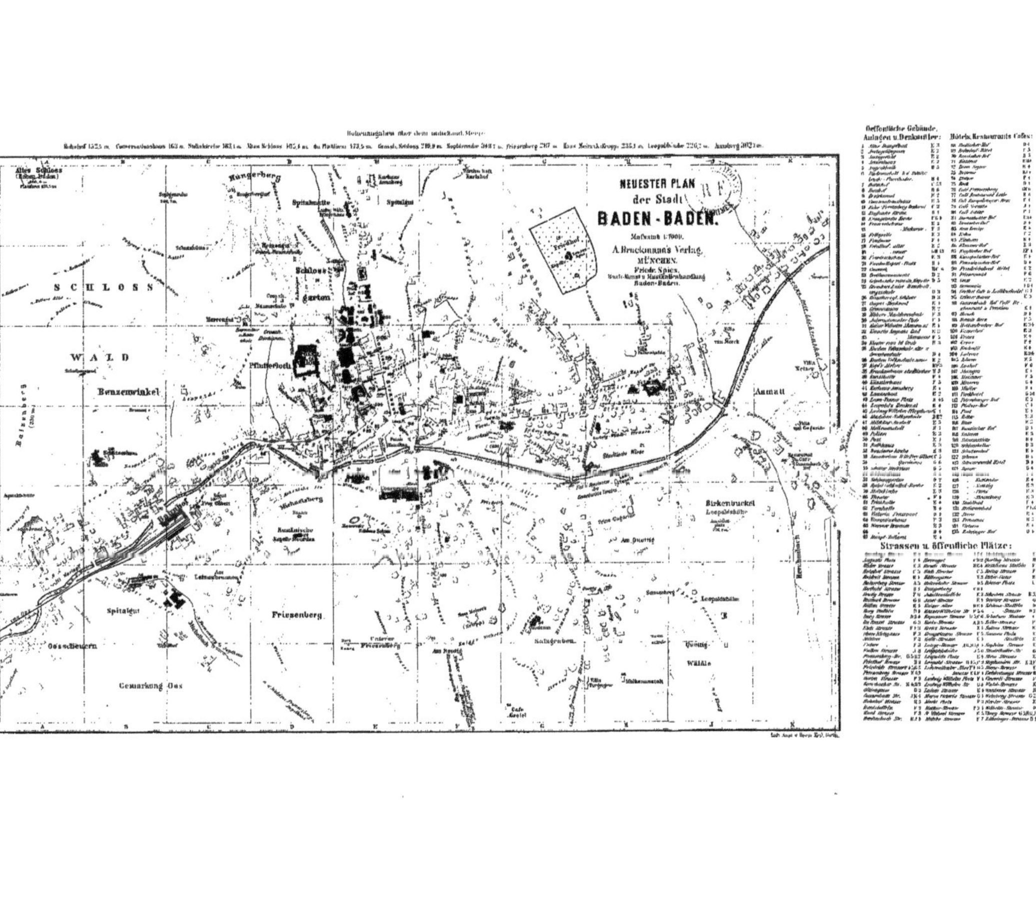
NEUESTER PLAN
der Stadt
BADEN-BADEN.
A. Bruckmann's Verlag,
MÜNCHEN.
Friedr. Spies.
Baden-Baden.
SCHLOSS
WALD
Schloss garten
Bruzenwinkel
Pfinzerloch
Michaelsberg
Spitalgut
Friesenberg
Salzgraben
Aumatt
Birkenbuckel
Leopoldshöhe
Gemarkung Oos
Oosscheuern
Strassen u. öffentliche Plätze:

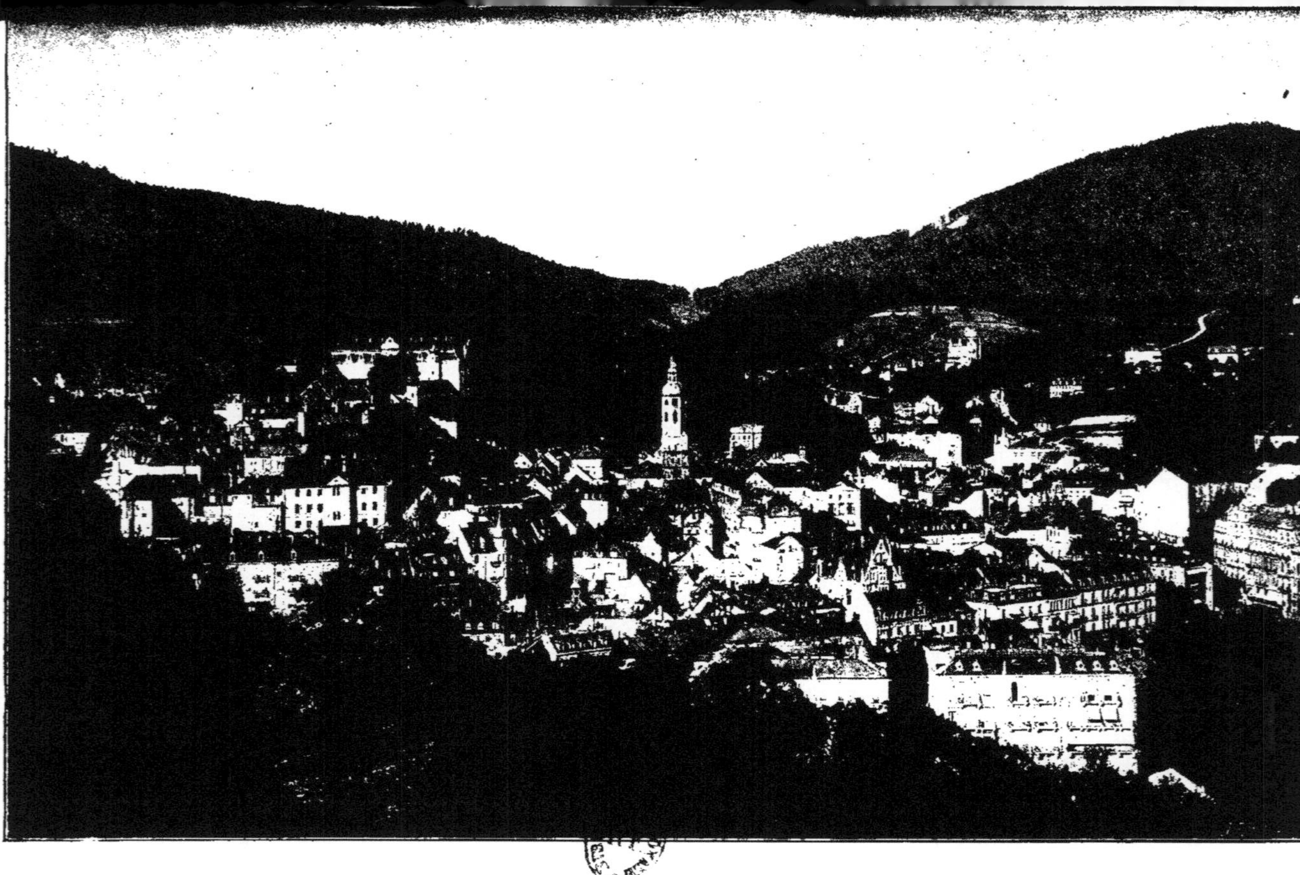

Baden-Baden, vue prise du château de Solms.

Guides Bruckmann illustrés.

No. 96—96a.

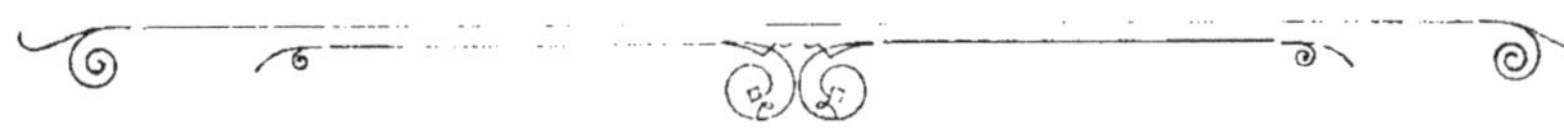

BADEN-BADEN

et

ses environs

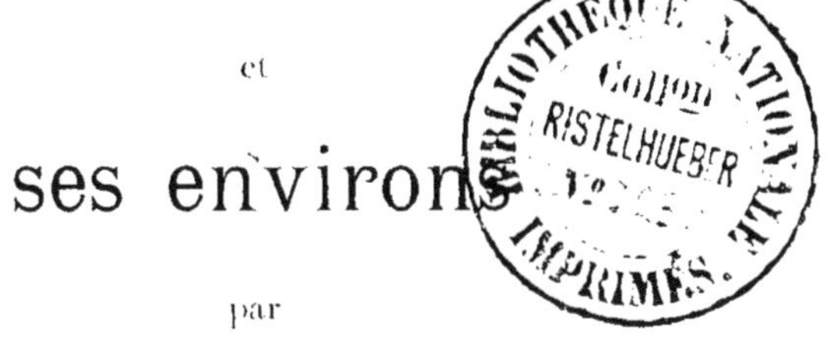

par

Richard Pohl.

Traduit par C. Cayard, maître diplomé de la langue française à Munich.

Avec 30 illustrations d'après des photographies originales et notices pratiques pour les étrangers par Fréd. Spies.

MUNICH

A. BRUCKMANN, ÉDITEUR.

Débit général pour Baden-Baden et les environs:

Fréd. Spies, libraire-éditeur, Baden-Baden

18 Gernsbacherstrasse 18.

Imprimerie Bruckmann, Munich.

CONTENU.

Baden-Baden.

Notices pratiques pour les étrangers.

Arrivée. La gare est située dans le nord-ouest de la ville. Taxe des portefaix de la gare: bagage du et au cabriolet 5 Pf. la pièce, dans la ville 30 Pf., plusieurs pièces à 20 Pf., le bagage léger 10 Pf. la pièce, la nuit 35, 30 et 20 Pf. Cabriolets (à 1 cheval) 1 ou 2 personnes 1/4 d'heure 70 Pf., 3 et 4 personnes M. 1.05, 1/2 heure M. 1.05 ou M. 1.40. A Lichtenthal M. 1.40 et M. 1.70. Pendant la nuit les taxes sont plus hautes. Des pièces de bagages plus grandes à 20 Pf. Omnibus dans la ville ou vice-versa 35 Pf. la personne. Des pièces de bagages plus grandes 20 Pf. Omnibus de la gare à Lichtenthal 4 à 5 fois par jour 50 Pf., plus souvent de la station à l'entrée du jardin des bains, 25 Pf.

Tarif des cabriolets de place, dans chaque voiture. Courses au temps. 1 ou 2 personnes 1/4 d'heure 75 Pf., 1/2 d'heure M. 1.50, 3/4 d'heure M. 2.25, 1 heure M. 3.—, 3 à 4 personnes 1/4 d'heure M. 1.50, 1/2 d'heure M. 2.—, 3/4 d'heure M. 3.—, 1 heure M. 4.—. 2 enfants sont comptés pour 1 personne. Tarif complet v. p. 87.

Hôtels. Hôtel de la cour de Bade; Hôtel de Russie; Hôtel de France; Hôtel de l'Europe; Hôtel d'Angleterre; Hôtel Messmer; Hôtel Stephanie; Hôtel Minerva; Hôtel Bellevue; Hôtel du Parc; Hôtel Victoria; Hôtel de Hollande avec dépendance Beau-Séjour; tous avec élévateur et avec jardins.

Avec des prix plus modérés: Hôtel Terminus; Hôtel de Bavière; Ville de Baden; Hôtel d'Allemagne; Hôtel de Zähringen; Hôtel Müller; Hôtel du cerf; l'Etoile; le Trois Rois; Licorne; Hôtel de Darmstadt; Hôtel de Petersbourg; Ville de Paris; Saumon; Bain Frédéric; Ville de Strasbourg; Stahlbad; Hôtel Germania; Hôtel Tannhäuser, Rettigstrasse (israél.).

Hôtels situés hors la ville et sur la hauteur: Hôtel Friesenwald; Hôtel Grethel; Impératrice Elisabeth; Hôtel Früh; Korbmattfelsenhof; Schirmhof; tous situés sur le Beutig. La Pension Waldeneck dans la Fremersbergerstrasse; le Waldschlösschen près de la Chaire de l'Ange et du Diable; tous avec jardins. Dans la petite vallée de Gunzenbach à l'entrée de l'Allée de Lichtenthal près de la petite chapelle et de la cabane de berger: Gunzenbachhof avec grand jardin ombragé et café-restaurant.

Auberges simples, tous avec restaurants: Hôtel de la gare; Pfälzer Hof; Bock; Ville de Carlsruhe; Schützenhof;

Kranz; Löwe; Geist; Ville de Nantes (Nanzig); Grüner Baum; Rose.

Dehors de la ville: Schöne Aussicht (belle-vue); Morgenröte (l'aurore); Annabergerhof, Karlshof.

Presque tous les Hôtels font pour un séjour prolongé des prix de pension de 4 à 8 M. et au-dessus, selon les prétentions.

Pensions et Hôtels garnis. Maison Rausch, Langestr. 43 Mangin, Luisenstr. 20; Maison Reichert, Sophienstr. 4; Villa Blücher, Gernsbacherstr. 100; Villa Luise et Villa Marienhöhe dans la Werderstrasse; Pension Jäger, Friedensbergerstr. 2; Villa Hohenstein, Friesenbergstr. 4; Pension Kutzenberger, Villa Karola, Bertholdstr. 6; Pension Glover, Schillerstr. 5; Pension Schneider, Villa Giovanna, Schillerstr. 11; Bellavista, Pension d'aérothérapie, Yburgstr. 1a; Eckerle à Lichtenthal.

Appartements privés. Il n'y a pas de manque d'appartements meublés. Des appartements à louer sont affichés à de nombreuses maisons, de sorte qu'on peut facilement et sans aide trouver des demeures convenables. Les prix sont arrangés selon la situations et les prétentions. Une chambre bien meublée avec 1 lit coûte M. 8.— à M. 15.— par semaine, dans les rues secondaires c'est meilleur marché, en hiver environ la moitié Information empressée et gratuite chez Frédéric Spies, libraire, Gernsbacherstrasse 18.

E. Wolter, bureau de renseignement de demeures, Sophienstr. 15.

Cafés-Restaurants. Hôtel Terminus; Hôtel de la gare; Hôtel de Bavière; Cygne; Crocodile; Mangin, Luisenstrasse; Etoile d'or; Trois Rois; Licorne; tous dans la Langestrasse; Ville de Strasbourg; Kaiserhof, Sophienstrasse; Ville de Paris et Saumon, tous les deux à l'entrée de la Bäderstrasse, en outre dans la Maison de Conversation.

Cafés et Patisseries. Rumpelmaier (G. Heim), Augustaplatz; Zabler, Lichtenthalerstr. 12; Schababerle, patisserie de la Cour, Gernsbacherstrasse 4, Sorrento, Lichtenthaler Allee 14. Au dehors de la ville il y a de bons cafés et laiteries, e. a. Gunzenbachhof (p. 61); Laiterie, Quettigstr. 9; Schirmhof; Grethel (p. 61).

Restaurants de bière. Hôtel de Bavière (p. 16), bière de Munich (Franziskaner); Cygne, Langestr. 58; Crocodile, Mühlengasse 4, entrée par la Langestrasse et la Luisenstrasse, bière de Pschorr (p. 39); Zur Post; Altdeutsche Wein- und Bierhalle, Augustinerbier, près de la Leopoldsplatz (p. 33); Kreuz, Lichtenthalerstrasse 13, bière de Munich et de Pilsen (p. 33), Ritter, Gernsbacherstrasse 11, avec jardin et terrasse, bière d'Eberl de Munich (p. 39); Luxhof, Langestr. 33; Bletzer, Lichtenthalerstr. 35 (p. 31); Sinners Saalbau, Lichtenthalerstr. 42 (p. 33) et beaucoup d'autres.

Restaurants et marchands de vins. L'Etoile; Les Trois Rois; Licorne; Hôtel Victoria; Ville de Strasbourg; Ville de Paris; Crocodile; Friton à Badenscheuern, succursale Kreuzstrasse 5; L. Müller, au vieux lion à Lichtenthal. On obtient des vins étrangers aussi chez les marchands de délicatesses.

Médecins (tous fonctionnent aussi comme médecins de puits et de bains). Apfel, Rettigstr. 4, 2—4 heures, sauf les dimanches;

Auerbach, Sophienstr. 9, entrée par la Ritterstrasse, spécialiste pour maladies d'oreilles, de nez et de gorge, 9—10½ et 3—4½ h., dimanche 9—10 h., Baumgaertner, conseiller de médecine, Ludwig Wilhelms-Platz 8; dir. de l'hôpital municipal et du Sanatoire de femmes Quisisana, 3—4 h., sauf le dimanche; H. Baumgaertner, médecin-assistant du Sanatoire de femmes Quisisana, Ludwig Wilhelms-Platz 7a, 2½—4 h., excepté le dimanche; Behm, Langestr. 33, 9—10 h. et 3—4 h.; Berberich, Lichtenthal 107, 8—9 h. et 2—3½ h., le dimanche seulement le matin, Burger, Lichtenthal 34, 2—4 h., institution de cure pour maladies d'estomac; Dreyfuss, Langestrasse 25, 8—9 et 2—3 h.; Emmerich, Quettigstr. 2a, 3—4 h., maison de santé pour des malades de morphium, Frey, 8—10 h., «Sanatoire des DDr Frey-Gilbert», 3—5 h., Lichtenthalerstr. 13; Gilbert, médecin privé du Sanatoire des DDr. Frey-Gilbert, 2—4 h., Langestr. 59; von Hoffmann, clinique oculaire Langestr. 71, 10—12 et 3—4 h., excepté le jeudi; Katsch, Leopoldstr. 11, médecin homéop. 11—1 h., excepté le dimanche; Keller, Lichtenthalerstr. 57' (maladies de poitrine) 11—12 h.; Knecht, Stephanienstr. 5, 3—5 h, excepté le dimanche; Krieg, Langestr. 41, 8—9 h. et 2—3 h., le dimanche de 8—9 h.; v. Langsdorff, chirurgien, Langestr. 58, 8—9 h. et 2—4 h., le dimanche matin de 8—9 h.; Obkircher, conseiller de la cour, médecin grand-ducal des bains, Louisenstr. 22, 3—4 h., excepté le dimanche; Oechsler, Sophienstr. 32, 9—10 h. et 2—3 h; Oeffinger, conseiller de médecine, médecin grand-ducal d'arrondissement, médecin du bain national grand-ducal, Sophienstr. 16, 2—4 h, excepté le dimanche; Oster, Sophienstrasse 23, 3—4 h, excepté le dimanche; Schindler, Sophienstr. 25 (maladies d'oreilles) 8—9 h. et 2—3 h., le dimanche de 8—9 h.; Schliep, conseiller de santé, Kaiser Wilhelmstr. 2, 3—4 h., excepté le jeudi; F. Schmid, Gernsbacherstr. 25, 11—3 h, le dimanche de 8—9 h.; Schneider, Sophienstr. 10 (maladies de nerfs), 9—10 h. et 2—3 h., excepté le dimanche; Schwarz, Lichtenthalerstr. 15, médecin homéopathique 8—9 h. et 2—4 h., excepté le dimanche; Seelos, Lichtenthal 98, 3—4 h., excepté le dimanche; Stiege, conseiller de santé, Maria Victoriastr. 11, 9—10 h.; Suchier, conseiller de la cour, Gernsbacherstr. 106, heures de consultation Lichtenthalerstr. 1, 11—12 h. et 4—5 h; Vermeil, Schillerstr. 5, 8—9 h. et 2—3 h., le dimanche de 8—9 h.; Wirz, Lichtenthalerstr. 1, 8—9 h. et 2—3 h.: Zilles, Lichtenthalerstr. 13 (maladies de femme et accouchement), 8—9 h. et 2—4 h., excepté le dimanche.

Dentistes. Dr. Loeb, Sophienstr. 16, 9—12 h. et 2—5 h.; Schmid, Sophienstr. 29, 9—12 h. et 2—5 h.; Bischof, Lichtenthalerstr. 14, 9—12 h. et 2—5 h.; Frey, Louisenstr. 4, 9—12 h. et 2—5 h.; Morgenstern, Sophienstr. 15, 9—12 h et 2—5 h; Riedel, Lichtenthalerstr. 7, 9—12 h et 2—4 h.

Traitement naturel (cures d'eaux etc). Malten, Fremersbergstrasse 11, 10—12 h. et 3—5 h. (en même temps pension); Dr. Schmidt, Gernsbacherstr. 25; Griebel à Lichtenthal (en même temps pension); Dr. Walser, Langestr. 22, 10—12 h. et 3—5 h.

Institutions publiques de santé. Le bain grand-ducal «Frédéric», v. p 48; le bain «Impératrice Augusta» v. p. 52. La

Halle, ouverte de 6 h. du matin à 7 h. du soir, entrée libre (cures d'eaux à la source. Toutes les eaux minérales connues sont débitées en bouteilles récemment remplies; débit du sel de la source), v. p. 18 et 48; le bain national grand-ducal v. p. 36; maison d'entretien Louis-Guillaume, Gernsbacherstr. 53 (pour femmes et filles de cercles distingués), directrice baronne de Neveu, v. p. 35; maison St. Vincent avec dépendances, Stephanienstr. 7, traitement des malades (système Kneipp).

Hôpital municipal, Maria Victoriastr. 25, direction Medicinalrat Dr. Baumgaertner.

Institutions de santé privées. Institution pneumatique, Kaiser Wilhelmstr. 4 (v. p. 55); Sanatoire des DDr. Frey-Gilbert, du côté ouest de la ville, près de la gare (v. p. 55); Maison de santé Annaberg, prop. conseiller de la cour, Dr. Suchier du côté est de la ville (v. p. 56); Sanatoire «Quisisana» pour femmes malades et convalescentes du conseiller de médecine Dr. Baumgärtner à la Bismarckstr. (v. p. 56); Maison de santé pour malades de nerfs et de morphium et maladies de ce genre du Dr. O. Emmerich, Quettigstrasse 2 (v. p. 56); Clinique pour des maladies occulaires, directeur Dr. v. Hoffmann, Langestr. 61 (v. p. 56); Maison de santé pour des maladies chroniques d'estomac, d'entrailles, de foie et de reins, villa Netzer, avenue de Lichtenthal 18, sous la direction du Dr. Burger; Institution de Malten pour des cures d'eaux et des traitements naturels (système Kneipp), Fremersbergstr.; Institution Griebel pour traitement naturel à Lichtenthal; Gymnastique sanitaire suédoise et massage journellement (excepté le dimanche) au bain Frédéric; au bain «Augusta» en été de 7—1 h., en hiver seulement au bain Frédéric. Les hommes de 7 à 9½ h., les femmes de 10 à 1 h. En hiver le bain Augusta est fermé et les dames se servent du bain «Frédéric» (département pour dames), ainsi que de la gymnastique sanitaire. Gymnastique sanitaire: pris pour un emploi 10 M., trente séances 30 M., chaque série suivante 15 M.; Massage: pour un membre 2 M., pour deux membres 3 M., pour massage général 5 M. Massage et gymnastique sanitaire en outre chez le docteur de med. A. Kellgren, Ludwig Wilhelmpl. 7b; Möller, Luisenstr. 2. Massage seul: Schwank, Gernsbacherstr. 50, Veit, Mühlengasse 4 et Nerlinger, Kreuzstr. 8.

Bains thermals, à vapeur, à l'air chaud, à nager, etc., gymnastique sanitaire et massage. Bain national, Gernsbacherstr. 47, bain thermal et usage libre des bains à vapeur, mentionnés plus haut du bain Frédéric et du bain Augusta. Bains thermals en outre dans les hôtels suivants: Hôtel de la cour de Bade, Langestr. 47; Baldreit, Buttenstr. 17; Hôtel de Darmstadt, Gernsbacherstrasse 5 (plus de 30 cabinets, aussi des bains de bourgeons de sapin et autres); Cerf (Hirsch), Hirschstr. 1; Hôtel de Zähringen, Langestr. 46; Stahlbad, Lichtenthalerstr. 27 (bains ferrugineux). Des bains thermals et autres sont portés à domicile par les porteurs de bains A. Braun, Buttenstrasse 6 et G. Braun, Hardstaffeln 2. Bain municipal de rivière et bain à nager sur l'Oos, près du pont de Schiller, bain de société 50 Pf., bain de cabinet 80 Pf., y compris le linge.

Prix des bains au grand bain Frédéric (bain d'hommes) et au bain Impératrice Augusta (bain de femmes)	Du 15 avril au 15 octobre				Du 15 octobre au 15 avril	
	De 6–1 h. av. m.		De 1–6 h. ap. m.		De 8 h. av. m. à 4 h. ap. m.	
	M.	₰	M.	₰	M.	₰
Un bain à baignoire	1	20	—	80		80
Douches radiantes et douches de pluie,*) d'après l'ordonnance du médecin	1	—	—	80	—	80
Un bain électrique	3	—	3	—	3	—
Un bain séparé dans les petits bains minéraux chauds	3	—	2	50	2	50
Un bain dans les grands bains minéraux chauds	1	50	1	20	1	20
Traitement simple dans le département pour cure à l'eau froide .	1	50	1	20	1	20
Un soi-disant demi-bain dans le département pour cure à l'eau froide	1	—	—	80	—	80
Un frottement au froid	1	—	—	80	—	80
Un bain dans les grands bains de société	2	—	1	50	1	50
dto., suivi d'une transpiration au lit	3	—	2	50	2	50
Un bain au bassin à nager (sans l'emploi des bains à transpiration, du frottement et des douches)	1	50	1	20	1	20
Une douche sans bain dans les localités du traitement à l'eau froide	1	—	—	80	—	80
Inhalation	—	50	—	50	—	50
De plus au bain Frédéric:						
Un bain de salon à baignoire . .	3	—	3	—	3	—
Un bain séparé à vapeur . . .	2	50	2		2	
Un bain à vapeur en caisson . .	2	—	1	50	1	50
Un bain séparé de salon à vapeur avec bassin, douches et linge fin	10	—	10	—	10	—

☞ Les deux établissements de bains peuvent être visités après la clôture à six heures du soir. Entrée 1 M.

Eaux à boire. L'eau thermale, 57° C. est présenté gratuitement à la Halle et au bain Frédéric, de plus aux puits publics suivants: source grasse, derrière le bain Frédéric; Sophienstr., en face du Kaiserhof, Langestr. devant l'hôtel du Cerf. Détails sur l'emploi des thermes, cures d'eaux, etc. dans le livre: «Baden-Baden comme place d'eaux»

*) Pour l'emploi de la douche ordinaire rien n'est à payer.

par le Dr. Frey, IIIième édition 1894 (IVième édition 1897, Baden-Baden, Frédéric Spies). L'eau froide à boire du conduit d'eaux municipal est excellente et presque de pureté chimique. Les sources sourdent près du Scherrhof (Stadtwald) 678,8 m, 2½ heures au sud-est de Baden et de là sont conduites au reservoir sur l'Annaberg. Ce dernier contient environ 2 millions de litres d'eau.

Commission grand-ducale des institutions de bains, Sophienstrasse 34. Président: Conseiller secret de la cour Haape. Tout-à-fait séparé du comité de cures. Sous la direction de celle-là sont: le bain Frédéric, le bain de l'impératrice Augusta, le bain national, la Halle, la laiterie, l'atelier de sculpture du professeur Kopf et le théâtre.

Fond des bains. Après que l'année 1872 le jeu de hasard avait cessé, le gouvernement grand-ducal établit un fond des bains, dont la fortune s'élevait à plusieurs millions. Le ministère de l'intérieur est chargé de l'administration de la fortune; l'entretien et l'exploitation des institutions mentionnées plus haut, ainsi que des avenues en est défrayé. De ce fond le comité de cure reçoit pour l'arrangement des concerts et pour d'autres nombreux divertissements 77150 M. par an. La ville de Baden y contribue énviron 130000 M. En tout 250000 M. y sont employés.

Comité municipal (dit »Cur-Comité«). Président le premier maire Gönner; membre chargé des affaires: conseiller municipal Hermann Weber, assesseur: conseiller municipal Otto Kah; sécrétaire Alfred Weih. Le bureau est dans la maison de conversation, entrée de la rue par l'aile septentrionale. Les désirs et les plaintes du public y sont reçus de 11—12 h. et de 3½ - 4½ h. (v. p. 27).

Taxe de la cure (dit »Curtaxe«). I. Taxe annuelle pour l'année du calendrier. Pour une personne 30 M., pour une famille de deux personnes 40 M.; pour chaque membre ultérieur d'une famille 5 M. II. Taxes mensuelles. Pour une personne 16 M.; pour une famille de deux personnes 25 M.; pour chaque membre ultérieur d'une famille 5 M. III. Taxe pour 15 jours. Pour une personne 8 M.; IV. Taxe pour un jour. Pour chaque personne 1 M., concert de l'après-midi 50 Pf.

Comme appartenant à la famille sont comptés: les époux, les fils mineurs et les filles non mariées appartenant au ménage. Les enfants au-dessous de 14 ans, qui appartiennent à la famille et qui se présentent en compagnie d'un membre de la famille payant la taxe, en sont exempts.

Des serviteurs d'un rang supérieur, comme précepteurs, tuteurs, compagnons, scrétaires, couriers de voyage, etc. qui habitent le même ménage avec une famille, sont comptés comme membres ultérieurs de la famille.

Pour les domestiques ou servantes qui se trouvent en compagnie d'une famille, des cartes sont distribuées au prix de 3 M., cependant lorsqu'il s'agit d'une personne pour un seul domestique, lorsqu'il s'agit d'une famille pour tout au plus deux domestiques. Pour les habitants permanents de Baden et de Lichtenthal tarif réduit.

Les places de perception se trouvent près de la maison de conversation. Les cartes qui pour un séjour prolongé sont émises sur le nom de la personne et sont à présenter sur demande. Elles donnent le titre de visiter la maison de conversation et les avenues qui l'environnent, les salons de lecture, les concerts ordinaires ainsi que de l'usage des chaises de la promenade.

Maison de conversation. Ouverte journellement de 9 h. du matin jusqu'à 10 h. du soir, dans l'aile septentrionale les salons de lecture (v. p. 19—28).

Concerts de l'orchestre municipal des bains. (Chef d'orchestre P. Hein) trois fois par jour, le matin de 7—8 h., l'après-midi de 3—4 h., le soir de 8—10 h. (v. p. 20).

Théâtres. De septembre en juin des représentations d'opéras, de spectacles et de comédies du théâtre de la cour de Carlsruhe. De juillet en août des représentations d'operettes et de comédies (v. p. 28). Theater-Saalbau, salle de Sinner, Lichtenthalerstr. 44. Pièces populaires, farces, vaudevilles, etc. Restauration. Première place 1 M., deuxième place 50 Pf.

Bals. Les bals de réunion ont lieu chaque samedi dans le nouvelles salles de la maison de conversation et commencent le soir à 9 h. ou 9½ h. Les porteurs de cartes annuelles ou mensuelles ont l'entrée libre. Pour ceux qui ne possèdent pas de telles cartes, les billets sont distribués à 2 M. le soir à la caisse. (Toilette de société du soir exigée.) Bals-parés, bals d'enfants, etc selon les annonces respectives. En hiver grand bal masqué dans toutes les salles de la maison de conversation.

Salon de Baden. Exposition des beaux-arts dans la maison de conversation du mois d'avril jusqu'en octobre. Ouverte journellement de 10 h. du matin à 7 h. du soir. Entrée libre pour les propriétaires de cartes de taxe (v. p. 23).

Halle des arts à côté du théâtre. Ouverte journellement de 8 h. du matin à 7 h. du soir; les dimanches de 11 à 7 h. Entrée 50 Pf. Les possesseurs de cartes de taxe ont l'entrée libre (v. p. 29). Galerie de tableaux de Redwitz frères, Schillerstr. 13. Exposition de chefs-d'oeuvre anciens et modernes. Ouverte de 10 h. à 5 h. (le dimanche de 11 à 12 h.) Entrée 50 Pf.

Musée d'art (atelier de sculpture du professeur Kopf de Rome) dans la Werderstr. derrière la maison de conversation. Ouvert mardi et jeudi de 3—6 h. Entrée 30 Pf. Le dimanche de 11—12 h. et de 3—6 h. Entrée 10 Pf. (v. p. 45, 19).

Maison des artistes, Kronprinzenstr. 1. Ateliers pour les artistes. Ouverte journellement.

Ateliers de peinture d'artistes domiciliers d'ici: Moppert, portraits, Scheibenstrasse 18. Les peintres de paysages Puhony, Bismarckstrasse 1, Staudacher, Scheibenstrasse 14 et plusieurs autres,

Collection municipale d'antiquités à l'hôtel de ville, aile droite. au rez-de-chausée (derrière la caisse d'épargnes municipale), ouverte jeudi et dimanche de 11—12½ h. Entrée libre.

Plaisirs et divertissements: fêtes d'enfants et fêtes populaires corsos de fleurs dans l'allée de Lichtenthal, de grandes fêtes de nuits d'été, illumination de la maison de conversation et de la prairie, excursions en ballon, feux d'artifice, etc. etc.

Jeux de Lawn Tennis et de Croquet. Places de jeu sur la prairie prés de l'allée de Lichtenthal. Jeux de ballons et jeux de golphe (Club du jeu de ballon, président pasteur White, Langestr. 33) (v. p. 32).

Les **Courses de chevaux** près Iffezheim ont lieu ordinairement dans la dernière semaine du mois d'août pendant cinq jours. Ordinairement dimanche, mardi, jeudi et samedi. Les courses commencent toujours à $2^1/_2$ h. de l'après-midi.

On peut aller au champ de courses: par chemin de fer en trains séparés (sans changer de voiture) à la moitié du prix ordinaire, de la gare de Baden par Rastatt au champ de courses jusqu'à derrière la tribune des spectateurs. Les trains partent ordinairement à 1 h. et 10 min. et 1 h. et 27 min. et reviennent à 5 h. 55 min. et à 6 h. et 10 min. En voiture 9—27 M. (au temps des courses il n'y a pas de tarif fixe). En légère voiture de société la personne 1 M. 50 Pfg. à 3 M. pour aller et venir.

☞ Des programmes détaillés sont à obtenir devant la maison de conversation.

On fait bien de faire attention aux grandes affiches aux colonnes et aux annonces dans le »Badeblatt« (v. p. 78).

Chasses et pêches. De grandes battues (soi-disant »Kurjagden«), des chasses de campagne et de forêt sur les territoires de la ville, dans la plaine du Rhin, arrangées par le comité de cure. Directeur des chasses: premier veneur municipal Goerger. Abonnement par an du 1er février au 31 décembre 100 M., des cartes du 1er février au 23 août 40 M., du 24 août au 31 janvier 60 M., pour une semaine 10 M. Cartes de jour pour les battues 4 M. Cartes de permission et information détaillée au bureau de comité dans la maison de conversation. En outre il faut un permis de chasse pour le grand duché de Bade. Pêche. On pêche à la ligne dans l'Oos, le Ruhbach et le Grobbach dans les limites de Bade et de Lichtenthal, de la Murg, et dans les eaux du Rhin. Les cartes de permission se prennent au bureau du comité, une année à 80 M., un mois à 50 M., une semaine à 20 M. et une carte de jour à 5 M. En outre il faut être muni d'une carte de pêche de la police (5 M. par an, 1 M. par mois). Exercices de tir au fusil dans la maison des tireurs près de la gare.

Club international, Lichtenthalerallee 4. Facilite le commerce des cercles distingués de la société ainsi que le sport des courses (v. p. 4 et 30).

Union de la Forêt-Noire. La société qui compte plus de 5000 membres (la section de Baden-Baden seul 660 membres) s'est proposé l'amélioration du commerce des étrangers, la trace de nouveaux chemins, poteaux indicateurs des cabanes de touristes, etc. ainsi que l'édition de cartes de touristes convenables (v. p XV). Montant annuel 5 M.

Expéditeurs et bureaux de voyage. Trapp, Langestr. 34 a; Schick, Sophienstr. 5; Devant, halle de marchandises de la gare.

Bureau d'informations de la société de la Forêt-Noire, Langestrasse 6 chez Ph. Bussemer, éditeur du Guide de la Forêt-Noire renommé. Informations pour des excursions promptes et gratuites.

Société de commune utilité. 250 membres. La société cultive les intentions du comité de cure.

D'autres sociétés qui suivent des buts sociables, d'entretien, d'art et de science, etc. sont nombreuses.

Poste, télégraphe et téléphone. Le nouveau bâtiment de la poste impériale se trouve au centre de la ville sur la place Léopold.

La poste est ouverte de 7 h. du matin à 8 h. du soir, le dimanche de 7 à 9 h. et de 5—7 h. En hiver de 8—8 h., le dimanche de 8—9 h. et de 5—7 h. Le télégraphe est ouvert jour et nuit. Téléphone public. **Second bureau de poste au nouveau bâtiment de la gare.**

Banquiers. Funk, Lichtenthalerstr. 23; Herrmann, Luisenstrasse 18; Jörger, Sophienstr. 8; F. S. Meyer, Luisenstr. 26; Meyer & Diss, succursale de la banque, Augustapl.; Müller & Cons., Sophienstr. 4; Nicolai & Co., Luisenstr. 1; Strohmeyer, allée de Lichtenthal; Caisse d'avances (Vorschuss-Verein), Gernsbacherstr. 25.

Librairies. E. Bach, D. R. Marx, Sommermeyer (magasin de musique), Wild, Kohlbecker, livres d'occasion.

Libraires et marchands d'art et de musique. Fréd. Spies, Gernsbacherstr. 18, près des institutions de bains grand-ducales. Grand assortiment de livres de toutes les branches de la littérature. Manuels de voyage et cartes géographiques.

Le magasin d'art de Spies offre le plus grand choix (plus de 500) de différentes vues de Baden-Baden, de la Forêt-Noire et du Rhin, des tableaux de genre, gravures, albums et souvenirs de Baden-Baden de tous les prix. Photographies en couleurs de Baden et de la Forêt-Noire, de la Suisse et du Tyrol.

Le magasin de musique de Spies contient un assortiment de pièces de musique bien choisies. La plupart des pièces jouées par l'orchestre des bains est en magasin.

L'édition de Spies de livres sur Baden-Baden et la Forêt Noire, guides, plans, cartes des environs, cartes de la Forêt-Noire, les légendes de Baden et de la Forêt-Noire.

Papeterie de Spies. Bon assortiment de papiers, d'ustensiles à écrire et à dessiner, livres d'affaires, cartes à jouer, etc.

Littérature. Différentes descriptions de la ville et des environs en plusieurs langues. Des oeuvres sur l'emploi des eaux nous nommerons en premier lieu: Dr. A. Frey, Baden-Baden comme place d'eaux, ses moyens de cure, leur emploi et leurs succès, IIIme édition 1894 (IVme édition 1897). Prix 2 M., relié 2,70 M., édition de Fréd. Spies, Baden-Baden (le même en anglais par le Dr. Gilbert, 1 M.). De plus Dr. Gilbert, Baden-Baden et ses thermes, prix 2,50 M. Publications plus anciennes du Dr. Heiligenthal (1886), Baden-Baden et ses moyens de cure, édités par l'union des médecins de Baden (1886). Löser, histoire de la ville de Baden, 12 M.; Hermann, les sorcières de Baden-Baden, 1 M.; Knop, aperçu des circonstances géologiques des environs de Baden-Baden, 50 Pf.; Naeher, les donjons et les châteaux aux environs de la ville de Baden-Baden, avec 40 photographies originales, 4 M.; Bernow, les plus belles légendes de la Forêt-Noire, 2 M., édition avec les 14 fresques de la halle, 3 M., cartonnées et 4 M. élegamment reliées. Le même, légendes de la halle de Baden-Baden, 50 Pf. (édition de Fréd. Spies). En outre légende de Baden par Rauthe et autres. Cartes de touristes les plus convenables sont à recommander: cartes de la section de Baden de la société de la Forêt Noire. 1:35000, feuille I: Baden-Bühl-Gernsbach, II: Achern-Oberkirch, III: Offenburg-Lengenbach-Lahr; 1 M. 50 Pf chaque; collées sur toile, 2 M. chaque, de plus carte de touristes des environs de Baden-Baden par Spies 1:35000, 50 Pf., collée sur toile 1 M. Comme dernière et meilleure carte de la Forêt-Noire entière: carte de touristes de Bussemer 1:200000 de Wissembourg-Carlsruhe jusqu'à Bâle, de Stuttgart jusqu'à Constance, avec des lignes rouges de touristes, prix 3 M, collée sur toile, format de poche 4 M. 50 Pf. (édition de Fréd. Spies, Baden-Baden).

Le »Badeblatt« avec liste d'étrangers officielle, rédacteur Rich. Pohl; »Badener Tageblatt« (feuille officielle), redacteur W. Harder: l'un et l'autre paraissant journellement.

Marchands de délicatesses. Billmann, Lichtenthalerstr. 17; Gaus, Langestr. 15; Hennhöfer, Gernsbacherstr. 29; Keating, Langestr. 22; Kuhn, Gernsbacherstr. 10 et Lichtenthalerstr. 9; Messmer, Gernsbacherstr. 26; Reichert, Sophienstr. 4; Rosenthal, Lichtenthalerstr. 31; Sucher, Langestr. 39 et Fremersbergstr. 11c.

Cigares. Rheinboldt, fournisseur de la cour, Langestr. 68 et Promenadebude 1; Heinefetter, Langestr. 44; Hirsch, Luisenstr. 24. Kah, Langestr. 1a; Kahle, Lichtenthalerstr. 2.

Services divins. Les dimanches: Catholique (église collégiale): à 6, 8 et 11 h. messe, 9½ h. service divin principal; 2 h. vêpres; église du couvent au saint sépulcre journellement messe du matin à 7 h.

Ancien-catholique (église de l'hôpital): à 10 h.

Protestant: à 10 h. et le soir à 5 h. sermon; à Lichtenthal (maison des orphelins) à 9 h.

Evangélique-luthérien (église de l'hôpital): à 4 h. de l'après-midi.

Anglicain; église anglaise près du pont de Schiller, à 8½ h., 11 h. et 5½ h. de l'après-midi.

Roumain (chapelle Stourdza): à 10 h.

Grec-Russe (église russe): à 10½ h. et à 6 h.

Oratoire israélitique: Küferstr. 5 à Baldreit. Le vendredi soir à 7 h. et le samedi matin à 8 h.

Institutions instructives (v. p. 13).

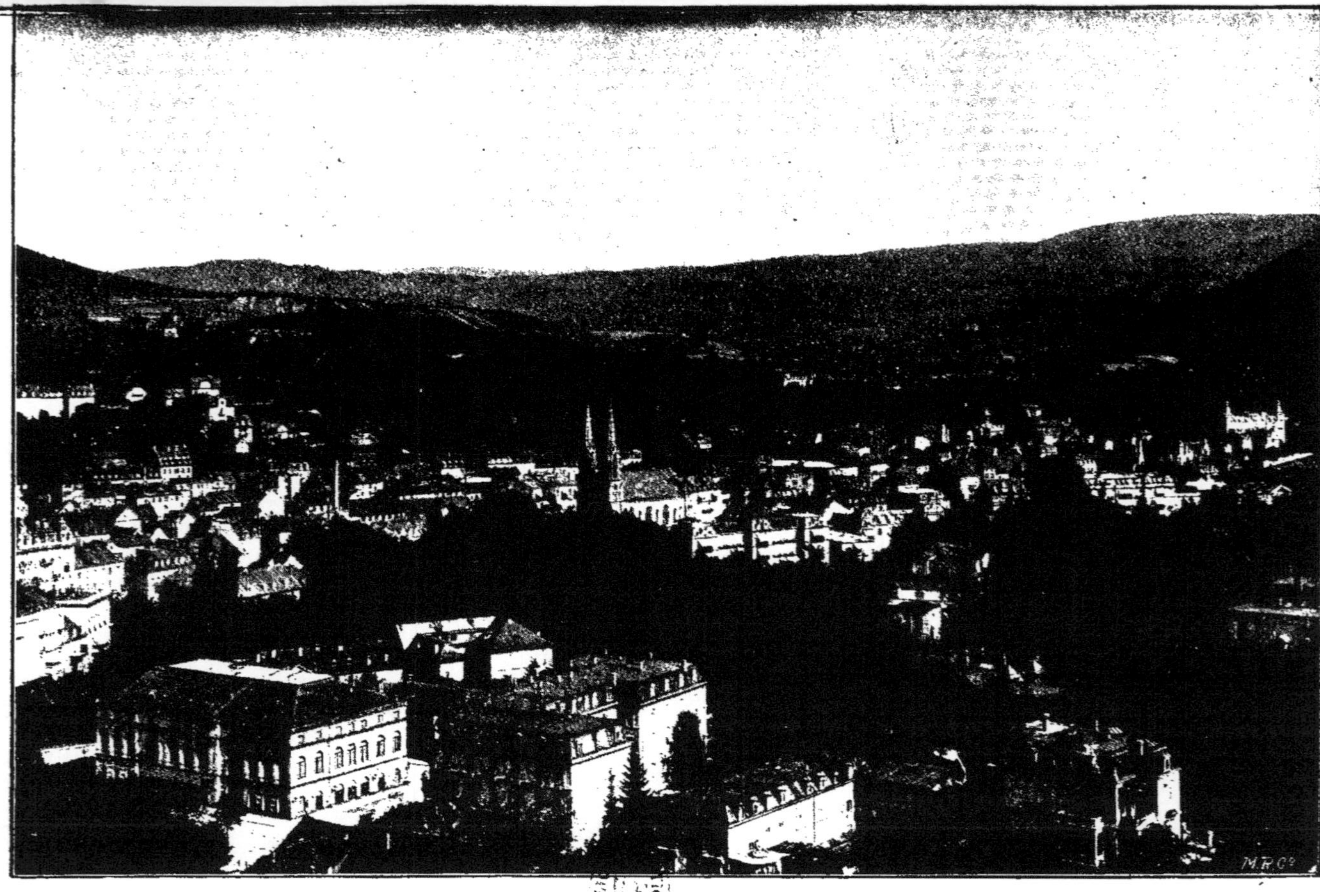

Baden-Baden, vue prise du château de Solms.

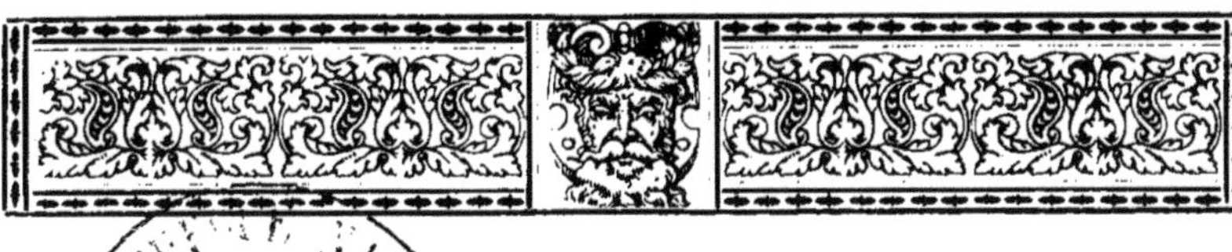

Ce n'est point une exagération poétique, un jeu redontant de la fantaisie, mais cela répond à la vérité, aux faits, que d'appeler Baden-Baden la perle de la forêt noire, la couronne des bains.

Qu'est-ce qui attire des milliers et des milliers d'étrangers ici depuis la première approche du printemps jusqu'à la fin de l'autômne? Qu'est-ce qui les retient pendant des semaînes et des mois? Qu'est ce qui les contraint de retourner ici de nouveau et de nouveau?

C'est le charme merveilleux de cette nature singulièrement harmonieuse; de ces montagnes de la forêt noire avec leur forme douce et onduleuse, leur verdure luxuriante et éternelle; cette vallée s'élevant doucement de tous les côtés, qui est transformée dans un seul grand jardin; cet air tendre, aromatique, riche d'ozon et franc de poussière; cette situation protégée contre les vents du Nord et de l'Est par une chaîne de montagnes voisine; ces bains magnifiques, récréant pour celui qui est en bonne santé, fortifiant et guérissant pour ceux qui sont souffrants.

Mais c'est encore le charme que la plus haute culture, le confort raffiné de notre vie moderne confère à ce petit paradis, où non seulement la société la plus choisie, mais encore l'art le plus accompli sont dévenus familiers.

Tout cela n'est pas un caprice du hasard, n'est pas une mode passagère, mais c'est fondé dans la situation exceptionellement favorable de cet endroit merveilleux et dans la rare conjontion de toutes les conditions de sa prospérité et de son succès florissant. Déjà pour la troisième fois dans ce siècle Baden-Baden est le rendez-vous choisi de ceux qui cherchent la guérison, de ceux qui ont besoin de récréation et de ceux qui aiment les plaisirs de la vie. Elle était connue et récherchée il y a deux millénaires; deux fois engloutie, elle est ressuscitée comme le phénix de ses cendres, toujours plus belle, toujours plus riche.

A tous ces charmes Baden-Baden en joint encore un qui lui est tout particulier, qui lui appartient à elle seule; c'est la confinité immédiate des contrastes d'une vie de bains montée au plus haut dégré de splendeur et une solitude rustique et tranquille; une fusion surprenante de la société, de l'art et de la nature.

Si l'on se rend des deux centres de l'établissement; du bain Frédéric et de la Halle, quelques pas seulement de côté — soit du bain Frédéric vers l'Est à la Seufzerallée et à l'Annaberg; soit de la Halle vers l'Ouest à la chapelle grecque et au Friesenwald — on est seul, tout seul au milieu de superbes forêts; on n'entend et ne voit rien de la vie tumultueuse du monde. Et quand on quitte le centre de la société, la place de la promenade et la maison de conversation et qu'on remonte la Werderstrasse vers le Beutigwäldchen on se trouve bientôt si seul comme au milieu de la forêt noire; on arrive à un lac situé tellement idyllique, tranquille et isolé, qu'on se croirait à cent lieues de toute habitation humaine. Et cependant on peut se retrouver dans à peine un quart d'heure au milieu du tumulte de la maison de conversation.

Et cette maison de conversation, d'un extérieur si simple à l'apparence — le célèbre Weinbrenner l'a érigée, comme celle de Wiesbaden, dans son style connu donnant sur l'antiquité, avec un portique romain au centre — quelle richesse vraiment somptueuse dans son intérieur, quelle splendeur princière dans ses nouvelles salles! Les fêtes brillantes qui ont été célébrées là et qui y sont célébrées encore aujourd'hui; l'empereur Guillaume et l'impératrice Augusta, le grand-duc et la grande-duchesse de Bade à la tête, les plus hauts cercles de la société se sont souvent donné rendez-vous ici pour des réprésentations théâtrales et des concerts et ont réuni à des bals parés l'élite de la société autrefois française, mais aujourd'hui allemande, russe, anglaise et américaine.

Et puis la place éminente que Baden-Baden occupe dans le sport. Les courses d'Iffezheim sont les seules vraiment internationales que nous avons en Allemagne; sur le turf d'Iffezheim on voit paraître à côté des coureurs allemands, les chevaux d'Autriche-Hongrie, d'Angleterre, de Danemark, d'Italie, et à présent même les coureurs français ont reparu, qui pendant vingt ans se sont tenus loin du champ de course allemand par principe. Les hauts prix des courses les font retourner chez nous.

Le Club International avec ses nobles institutions — le président du Club était ci-devant le prince Egon zu Fürstenberg, aujourd'hui c'est le prince Hermann de Saxe-Weimar — forme le centre social de l'aristocratie, qui veut être «entre eux», mais qui du temps des courses de chevaux fait les honneurs de Baden-Baden. Pour le 25me anniversaire des courses d'Iffezheim une série continue de fêtes si brillantes et toujours changeantes fut donnée pendent 15 jours sous la haute protection du prince de Galles, que des journaux illustrés envoyèrent des dessinateurs pour faire des esquisses des moments principaux. Il va sans dire qu'à tout temps il ne manque pas ici de reporters de tous les grand journaux du pays et de l'étranger. Baden-Baden a toujours eu et toujours mérité la réputation d'être le plus noble de tous les bains.

Tandis que du temps «des Français» ce n'était en effet qu'un bain de luxe et de plaisir, la dernière vingtaine d'année a montré sa destination comme place d'eaux minérales proprement dite sur une échelle vraiment surprenante. En comparant le vieux petit bain à vapeur de la place du Marché avec le nouveau qui se trouve en face et qui occupe tout un quartier — on aura la meilleure échelle pour Baden-Baden comme place de bains avant et après l'abolition du jeu.

Le nouveau et énorme bain Frédéric, qui après 8 ans de travail a été ouvert vers la fin de l'année 1877, se montre déjà maintenant trop petit. On a érigé à côté de l'ancien un deuxième bain, celui de «l'Impératrice Augusta» pour des dames seules, et un troisième bain, le Bain National (Landesbad), a été ouvert immédiatement à côté des deux autres. Bien des millions y ont été employés, mais aussi a-t-on atteint, ce qu'on a voulu; Baden-Baden est aujourd'hui un bain de premier rang; dans son bain Frédéric sans concurrence, dans tous les moyens de cure et tous les arrangements pour des buts salutaires un modèle d'élégance et d'opportunité.

Par là il s'explique suffisamment qu'un nombre de visiteurs, de touristes et de baigneurs, qui ont été ici une fois, y reviennent chaque année. En effet on peut compter positivement, à certaines périodes de la saison d'été, de rencontrer toujours les mêmes étrangers.

Le plus fidèlement attachée à notre bain était S. M. feu l'impératrice Augusta, qui depuis près de 40 ans venait deux fois par an, au printemps et en automne, passer des semaines chez nous et prenait son quartier dans la maison Messmer, où elle célébrait toujours son jour de fête. Cet auguste exemple fut suivi par un nombre d'autres hauts personnages, avant tout S. A. R. le grand-duc et la grand-duchesse, S. A. G. la princesse Elisabeth de Bade, S. A. le prince Hermann de Saxe-Weimar, S. A. le prince Egon zu Fürstenburg, etc. etc., tandis que S. A. G. la duchesse de Hamilton, princesse de Bade, habitait son palais ici à peu près toute l'année, jusqu'à ce que la mort nous l'enleva.

Nous avons souvent entendu dire par d'illustres étrangers, membres des cercles les plus distingués de la société, qu'il n'est nulle part plus beau en été qu'à Baden-Baden. Bien que le monde entier leur soit accessible, ils retournent toujours ici de préférence, parcequ'ils trouvent ici tout ce qui donne du charme à la vie. — C'est une erreur quand on croit pouvoir connaître les curiosités de Baden-Baden en quelques jours. Par la manière beaucoup usitée aujourd'hui, de voyager sur des billets combinés, beaucoup des voyageurs doivent se contenter de toucher Baden-Baden en passant et de la regarder, pour ainsi dire, à vol d'oiseau. Mais ils ne sont pas parvenus à connaître Baden-Baden, ils n'ont eu l'occasion de voir que superficiellement quelques beaux points — peut-être l'allée de Lichtenthal, la vallée de Geroldsau, la pisciculture et le château d'Eberstein, le vieux château et les rochers — tandis qu'on peut séjourner ici des semaines et entreprendre chaque jour un autre tour. On ne peut pas faire tous ces tours en voiture; il y a d'excellents chemins qui y conduisent, qui sont pratiqués et entretenus à merveille. — Et même les tours qu'on ne peut pas faire en voiture, prendraient plusieurs semaines avec un changement continuel.. Bien plus, si l'on prend le chemin de fer, qui dans peu de temps nous conduit à travers le pays à des endroits toujours nouveaux et superbes, qui par le chemin de fer du Rheinthal—Murgthal—Rench thal ou de la Fôret noire sont commodes à atteindre, de sorte qu'on peut retourner le soir en ville et qu'on n'a pas besoin de manquer le rendez-vous aux concerts et aux réunions du soir, à la place de la promenade, ou à la maison de conversation. Ils ne commencent tous qu'à 8 heures du soir, les réunions même pas avant 9 heures — dans le but de tenir toute la journée libre pour des excursions.

Toutes les coûtumes de la vie, tous les arrangements et toutes les institutions sont appropriés aux désirs et aux besoins des étrangers; car notre magnifique ville de bains est le modèle d'un ville d'étrangers et d'une place de cure et de plaisirs en même temps.

La situation et l'histoire de Baden-Baden.

Le centre de cette dernière crête de montagnes de la partie inférieure septentrionale de la Forêt noire est formée par les fonds de Hornis, qui sont rattachés au Kniebis, dont le sommet forme un plateau. La tour de signal y érigée et visible à une grande distance, s'élève à 1162,2 m au dessus du niveau de la mer.

Plus au Nord, vers la vallée de la Murg, se joint la hauteur de Baden, également un haut-plateau (1004,3 m). Elle finit en deux chaînes de montagnes parallèles, courant vers le Nord, dont la méridionale forme la ligne de partage des eaux entre les vallées de Bühl et de Geroldsau, la septendrionale celle entre les vallées de l'Oos et de la Murg. Au bout de ces deux crêtes de montagnes sont situés, comme des châteaux forts devant la vallée du Rhin, le Fremersberg (526,6 m) et le Merkur ou le grand Staufenberg (672 m), l'un et l'autre avec une tour de vue.

Au Kniebis jaillissent un grand nombre de célèbres sources; la plupart (Rippoldsau, Griesbach, Petersthal, Antogast, Sulzbach) sont froides et ferrugineuses; la seule qui est chaude, celle qui est la plus éloignée du centre vers le Nord, est la plus célèbre, la source minérale de Baden.

La fable nous raconte que trois joyeux compagnons, qui s'étaient égarés sur la hauteur des fonds de Hornis, vinrent au fabuleux lac »Mummelsee« et y jasèrent avec les ondines, qui voulaient les tirer dans le lac. Le roi des esprits les cautionna et leur fit présent à chacun d'une pierre. Le premier des compagnons, plein de colère, jeta tout de suite sa pierre dans le lac, ce qui fit éclater un violent orage, qui chassa les compagnons épouvantés bien loin. Ils errèrent à l'aventure dans le bois et arrivèrent dans la vallée de l'Oos. Là où est situé le nouveau château ils s'arrêtèrent tout épuisés et c'est là que le deuxième perdit sa pierre enchantée, qui roula en bas la montagne et partout où elle ricocha, fit saillir une source chaude. C'est pour cela que Baden-Baden possède tant de sources chaudes. Le troisième garda bien soigneusement sa pierre et l'emporta dans sa patrie, à Wildbad, où il l'enfonça dans la terre et porta par là bonheur à son lieu de naissance, car aussi cette source là est d'un heureux effet et est devenue célèbre.

Les Romains, qui savaient toujours choisir les places les plus convenables pour leurs colonies, portèrent la civilisation en premier lieu dans la vallée de l'Oos. Des Gaulois s'étaient établis ici auparavant; vers le milieu du 1er siècle après J. C. les légions romaines firent leur entrée ici et occupèrent le pays sans combat. Ils érigèrent là où notre ville est située à présent une station militaire, qu'ils appellèrent Civitas Aquensis. On a trouvé la tombe d'un soldat de la 14me légion — il s'appelait Aemilius Crescens — dont l'inscription fait voir qu'une station militaire a existé dans cette contrée déjà sous le régne de Domitian. Sous Trajan la 1re et la 11me légion entrèrent ici et érigèrent sur le soi-disant »Rettig« (dans le parc ci-devant de Hamilton, à côté de la »Rettigstrasse«) un camp fortifié. La réputation de la Civitas Aquensis comme ville de bains se répandit déjà de ce temps-là; plusieurs empereurs romains vinrent ici, Trajan, Hadrian, Antonin et Caracalla. Ce dernier surtout a su apprécier nos sources. Bien que les fortifications et de bâtiments de différentes sortes eussent été construits avant lui, Caracalla fit construire des bâtiments de luxe; il fit ériger de nouveaux et grands bains (dont la construction est en partie encore maintenant conservée) et acquit par là la reconnaissance des habitants de Civitas Aquensis à tel point, qu'ils nommèrent la ville d'après sa famille Aurelia Aquensis et lui érigèrent un monument, qui est encore conservé. Caracalla ne quitta Baden qu'en 214, pour aller en Orient. — L'empereur Alexandre Severus lui aussi était ici, comme une colonne milliaire romaine nous l'indique. Dans les auteurs romains on ne trouve rien sur Baden; il n'y a que les pierres qui nous content de la première période de splendeur de Baden, qui cependant était de courte durée

Au 3me et au 4me siècle la domination romaine succomba au choc des tribus germaniques. Cela fit disparaître également la culture romaine. Les beaux bâtiments furent démolis, les sources chaudes, qu'heureusement on n'avait pu anéantir, restèrent non exploitées. Les Alemans et les Francs firent leur entrée ici, dont la rude manière de vivre s'opposait à la culture.

Mais comme le christianisme se répandit, les moines qui ont toujours prouvé de la clairvoyance pratique dans leurs dispositions, reconnurent la valeur des sources chaudes. L'abbé Ratfried du cloître de Weissenburg en Alsace se fit faire présent par le roi franc Dagobert des bains que les empereurs romains avaient construits. Cela se fit par un document de l'an 712; mais les vassaux s'étant emparés de l'Oosgau, le roi Louis l'Allemand renouvela l'acte de donation à Weissenburg en 871.

Deux siècles plus tard nous trouvons déjà le nom de Baden; il s'ensuit que l'usage des sources chaudes était déjà si abondante, que l'endroit reçut son nom de «baigner» (baden). Le roi Henri III fit présent en 1046 de sa domaine à Baden en Ufgau (Oosgau) aux frères du choeur de Spire et le roi Henri IV acheta du Chevalier Bodo en 1074 une domaine à Baden.

Les comtes de l'Oosgau — une branche des comtes de Kalw-reçurent l'endroit comme fief de l'empire, qui passa comme dot de la comtesse Judith de Kalw à Germain I de Zähringen et comme héritage au fils de ce dernier, Germain II. Celui-ci avait adopté le nom »de

Baden» et a probablement d'abord habité le château de Hohenbaden.[1] Mais ce n'est qu'au 14me siècle que le «vieux château» fut choisi par le Margrave Bernard V comme résidence princière permanente. — Le fils de ce dernier, le Margrave Jacques I, a bâti, au 15me siècle déjà, le «nouveau château» au dessus de la ville, tout près des sources chaudes, y a résidé et a destiné l'ancien château comme domicile des Princesses-Veuves de Baden. — La ville fut maintenant enceinte de murs, fortifiée de tours, comme toutes les grandes villes du moyen-âge. Ainsi elle put résister en 1330 déjà à un siège de l'évêque Bernard de Strasbourg, lorsque celui-ci était en guerre avec le margrave Rodolphe III. En effet la ville ne fut plus incommodée par des ennemis jusqu'à la guerre de 30 ans.

Sous le régne du margrave Jacques I (1445) l'église principale — dont l'architecture fait voir 5 différentes périodes; on dit que la 1re église fut bâtie sur les fondements d'un temple païen, une plus grande au XII ième ou XI ième siècle, dont la partie inférieure de la tour est encore maintenant conservée — fut transformée en église collégiale, qui consistait de 22 ecclésiastiques, dont 12 chanoines, ce qui prouve que la vie cléricale et avec elle les institutions bourgeoises de la ville s'étaient déjà élevées à certaines hauteurs. C'est alors que la construction du choeur fut ajoutée à l'église collégiale. En 1493 l'empereur romain Frédéric III résidait longtemps au château comme hôte de son beau-frère, margrave Charles I.

En 1510 le margrave Christophe I concéda à la ville sur sa demande les lois municipales, avec les mêmes privilèges comme la ville de Pforzheim. Elles furent confirmées par le margrave Guillaume en 1622 et formèrent longtemps la base de la vie municipale et favorisèrent aussi le commerce des étrangers dont l'élan peut être jugé d'après le grand nombre d'auberges qui existaient déjà alors. Dans des documents du XV ième et XVI ième siècle nous trouvons déjà nommés les auberges du Bouc, du Soleil, de l'Ange, du Saumon, du Baldreit, du Cerf et du Lion, qui existent encore maintenant, partiellement sous d'autres noms, tandis que d'autres ont cessé d'exister. Sous le règne du margrave Philippe I la réformation fit son entrée au margraviat de Bade. L'église de l'hôpital devint une église reformée. D'une manière plus prononcée encore la réformation fut protégée et favorisée par le margrave Philibert (1555). Mais lorsque ce dernier dans la guerre du roi Charles IX de France contre les Huguenots 1569, dans la bataille de Moncontour, fut grièvement blessé et mourut dans la captivité, le duc de Bavière Albrecht V, qui était rigoureusement catholique, se chargea de la curatelle du fils de Philibert, Philippe, et supprima la réformation à toutes forces. Les margraves Philippe II et Eduard Fortunat continuèrent dans le même sens, de sorte que le margraviat Baden-Baden redevint bientôt tout catholique et l'est resté jusqu'au jour d'aujourd'hui, tandis que le margraviat Baden-Durlach était évangélique et le resta.

La guerre de 30 ans amena, il est vrai, un court contre-coup. Les victoires suédoises procurèrent en 1633 au margrave Frédéric V

---

(1) Nous suivons ici l'«Histoire de la ville de Bade et de ses bains», publiée d'après des sources d'archives par le conseiller de la cour Dr. Heiligenthal, médecin du bain (Karlsruhe 1879).

de Baden-Durlach sa réinstallation dans le margraviat Baden-Baden. Immédiatement les Jésuites furent chassés et les cloîtres des capucins de Bade et des Franciscains sur le Fremersberg furent fermés. Mais après la bataille de Nördlingen (1634), qui fut fatale pour les Suédois, le margrave Guillaume retourna dans son pays sous la protection des Impériaux; avec lui vint l'inquisition, qui extirpa le protestantisme avec un tel succès, que vingt ans plus tard il n'était permis à aucun protestant de séjourner dans la ville.

Pendant les guerres ravageantes l'importance et la prospérité de Baden déchurent naturellement. Les étrangers ne vinrent plus; des pillages eurent lieu, la détresse, l'appauvrissement, la misère en furent les conséquences. Aussi après la paix de Westphalie la ville ne put se refaire — et le pire lui fut encore réservé, lorsque la guerre d'Orléans éclata. Pendant que le margrave Louis Guillaume — Louis le Turc — battait les Turcs à la tête de l'armée impériale, les Français sous le général Duras envahirent son pays, le dévastèrent partout et détruisirent (en août 1689) complètement la ville de Baden. Le jour St.-Bartolomée le château de la résidence et la ville devinrent une proie des flammes. Aussi les cloîtres et les églises ne furent pas menagés.

Les habitants se refugièrent dans les forêts — Baden n'était plus qu'un monceau de ruines fumantes. Lorsque le margrave Louis Guillaume retourna couronné de victoires de la guerre contre les Turcs, il fit restaurer le plus nécessaire au château et émigra à Rastatt, où il fit bâtir un nouveau château, qui resta la résidence jusqu' à l'extinction de la ligne de Baden-Baden. C'était un nouveau coup pour la ville appauvrie de Baden — ce n'est qu'après la paix d'Aix-la-Chapelle que des temps meilleurs et reglés retournèrent, ce qui était dû à la réputation indestructible des sources chaudes. Les baigneurs se retrouvèrent peu à peu, quoique les auberges fussent réduites au nombre de quatre (Saumon, Cerf, Baldreit et Dragon). Les étrangers se plaignirent de l'insuffisance de la pension et des bains, ainsi que du manque de prévenance de la part des habitants, qui ne voulaient pas s'entendre volontairement à des améliorations, de sorte que les autorités étaient obligées d'intervenir. Encore en 1765 un rapport fait au gouvernement contenait une plainte amère du manque de soin aux administrations des bains et aux institutions municipales.

Une amélioration des circonstances de la place n'eut lieu que lorsque le margrave (plus tard grand-duc) Charles Frédéric commença son règne heureux. Comme après l'extinction de la ligne de Baden-Baden le margraviat était tombé à Baden-Durlach. Malheureusement les intentions bienveillantes de ce sage prince furent reçues d'abord avec méfiance et mauvaise volonté. La ville devenue strictement catholique craignait que le margrave protestant pourrait la rendre de nouveau évangélique. Elle montrait tant d'animosité contre son nouveau monarque, que celui-ci évita la ville de Baden et lui enleva son intérêt personnel. Malgré cela il se fit beaucoup sous ce gouvernement pour la prospérité de la place. Mais la guerre de la revolution française, qui éclata alors, interrompit de nouveau le développement salutaire. Même le château de la résidence déchut; il servait d'hôpital aux blessés des deux armées. Ce n'est qu'en 1804, lorsque la reine veuve de Prusse visita les bains de Baden, que le château fut régénéré quelque peu pour son séjour. Le margrave Charles Frédéric, qui pendant l'été résidait au château de plaisir Favorite, fit des visites repétées à la reine, fit connaissance à cette occasion des mérites de Baden et revint l'année suivante (1805) la première fois pour un séjour plus long à Baden, reçu avec enthousiasme par les citoyens, qui dans l'entretemps avaient appris à estimer et à honorer leur monarque.

Comme Charles Fréderic y passa aussi les étés suivants, le château fut restauré à fond, des chemins et des avenues prirent naissance dans les environs, une chaussée fut alors construite jusqu'à l'ancien château, qui dans l'entretemps était tombé entièrement en ruines, car les paysans des environs y venaient chercher pendant longtemps des briques pour bâtir leurs maisons, jusqu'à ce que le gouvernement intervint par une stricte interdiction.

Le 11 août 1809 Charles Frédéric, accompagné de son auguste famille, visita la première fois l'ancien château — ce jour, qui signifia la renaissance de cette magnifique ruine, fut chanté par Jung-Stilling qui se trouvait dans la suite du grand-duc.

Lorsque après de longues années de guerre la paix fit son entrée en Allemagne, Baden se releva et a continuellement progressé en prospérité et en développement. Déjà du temps du congrès de Rastatt beaucoup de nobles étrangers étaient venus ici; après la conclusion de la paix le nombre accrût rapidement, la famille du grand-duc à leur tête qui vint ici chaque été, après la mort de Charles Frédéric aussi son successeur le grand-duc Charles avec son auguste épouse, la grand-duchesse Stephanie, qui possédait son propre palais ici, qui porte encore maintenant son nom. En été 1814 l'impératrice Elisabeth de Russie, la reine Frédérique de Suède et la reine Caroline de Bavière, soeurs du grand-duc Charles, vinrent ici. Cette dernière avec son auguste époux, le roi Max Joseph de Bavière, comptèrent parmi les hôtes stationnaires. La présence de ces hauts cercles était naturellement suivie de celle de beaucoup de nobles personnes; la gloire de Baden augmenta et se développa rapidement, non seulement comme centre des cercles nobles, mais aussi comme place d'eaux, puisque durant et après la guerre française beaucoup de blessés et de malades trouvèrent leur guérison ici.

Une amélioration et une augmentation des places d'eaux — dont il sera question plus tard — eurent lieu en même temps; le nombre des hôtels augmenta rapidement; par les efforts du gouvernement du grand-duc et des autorités municipales un grand nombre d'améliorations et d'institutions pour l'entretien des étrangers prirent naissance.

Pour le commerce des étrangers il n'y avait à cette époque qu'un centre bien modeste, la maison de promenade, qui se trouvait à la place où est à présent le bâtiment de ménage de la maison de conversation. C'est ici que se trouvaient les localités de réunion, la salle à manger et une salle de bal — mais tout en proportion bien modeste. Un Français — Chabert — avait la maison de promenade en bail, mais sa manière de traîter les affaires ne pouvait convenir aux prétentions des augustes personnages qui visitaient Baden. Le gouvernement grand-ducal résolut donc de transformer dans une salle de conversation l'ancien collège des Jésuites (l'hôtel de ville actuel) au centre de la ville dans le voisinage des sources chaudes, quoique les citoyens badois protestassent contre cette profanation. Une banque de jeu y fut concessionnée et le jeu de hasard — qui avait été en usage jusqu'ici dans la maison de promenade et dans les hôtels — fut interdit à tout autre endroit. Du bail du jeu, qui fut haussée considérablement d'année en année, un fond fut formé (le fond des bains), duquel des améliorations, des établissements de cure et des embellissements de la place en général furent payés.

Avec la construction d'une nouvelle salle de conversation au lieu de l'ancienne maison de promenade (1822—24 par Weinbrenner), la vie sociale de Baden entra dans une nouvelle phase de son développement salutaire et il n'est pas à nier que la concession du jeu de hasard a beaucoup contribué à augmenter la splendeur de Baden. Les teneurs du jeu devaient attacher grande valeur à hausser l'attraction de Baden de toutes manières, car plus le nombre de nobles étrangers venant ici était grand, plus ils dépenseraient de l'argent et perdraient au jeu; plus il serait déployé des moyens excitants pour captiver les étrangers, plus la ville en aurait les avantages. Il était aussi absolument nécessaire de marcher de front avec les bains de concurrence, Wiesbaden et Hombourg, qui avaient également concessionné des banques de jeu, si l'on ne voulait pas succomber. Cette politique très correcte fut aussi inaugurée par M. Benazet, qui prit le bail du jeu en 1838. Dès lors il fut fait beaucoup de dépenses pour avoir beaucoup de recettes et c'est par là que la période de splendeur de Baden commença. Sous le fils de Jacques Benazet, Eduard Benazet, le courant des affaires devenait encore plus grandiose; sous son neveu Duppressoir il accrût à une hauteur non surpassable. Toutes les jouissances des grandes villes se trouvaient ici en abondance, toutes les exigences du luxe étaient représentées pour satisfaire même aux prétentions du plus difficile.

Les teneurs du jeu étant Français, ils arrangèrent leurs plaisirs tout à fait d'après le modèle parisien: les premiers artistes de la comédie française, de l'op ra comique, de l'opéra italien — plus tard aussi ceux du Palais Royal et des Bouffes Parisiens — furent attirés ici; la jeunesse dorée parut, le demi-monde la suivit; en un mot tout Paris se donnait rendez-vous ici en été. Il ne manquait pas de célèbres auteurs, les journalistes, il va sans dire, ne faisaient pas faute non plus et ainsi Baden-Baden fut en effet un «faubourg de Paris». Les courses de chevaux qui furent ouvertes en 1858 haussèrent encore l'attraction. Il s'établit alors aussi le Jockey-Club. La fréquence de Baden-Baden s'éleva si énormement qu'à la fin de la soixantaine elle avait atteint la hauteur de 56 mille dont 16 mille étaient Français. Il y en avait bien peu qui venaient ici pour la cure, presque tous venaient pour le plaisir.

Ce «temps des Français» fut rapidement terminé par la guerre de 1870. Les Français restèrent absents tout d'un coup et ne retournèrent pas même à Baden après la conclusion de la paix. L'abolition du jeu de hasard fut décretée par le gouvernement grand-ducal et mise en exécution en 1872.

Baden entra par là dans une nouvelle crise, mais qu'elle a heureusement surmontée. Il fallait rompre avec le système usité jusqu'ici et en mettre un autre à sa place. Comme place d'eaux Baden, si elle n'avait pas été négligée ces derniers vingt ans, au moins elle n'avait pas prospéré. Tous les efforts étaient dirigés sur un rehaussement du luxe, sur l'augmentation des plaisirs. Ces opérations grandioses il fallait tâcher de les conserver, mais en même temps de corriger et d'augmenter les institutions salutaires.

Dans ceci le gouvernement grand-ducal et les autorités municipales se donnèrent avec succès la main. Des moyens du fonds des bains l'érection du grand bain Frédéric fut exécutée, qui sans contredit occupe le premier rang parmi toutes les institutions de Baden. Il a coûté deux millions, mais il a justifié cette dépense. Il se montra bientôt trop petit et reçut un complément matériel par le bain de dames «impératrice Augusta». De même les dispositions pour la prise des eaux minérales bien négligées dans le temps furent augmentées et améliorées; un nouveau bain populaire fut ouvert, pour faire jouir les personnes du pays par peu de moyens du bienfait des institutions de santé.

Antérieurement Baden n'avait point de saison d'hiver. Le 31 octobre les salles de la maison de conversation furent fermées pour être rouvertes le 1er mai; pendant six mois Baden dormait le sommeil d'hiver. Après l'abolition du jeu une saison d'hiver fut ouverte. Les salles de la maison de conversation restèrent ouvertes pendant toute l'année, même la halle des eaux minérales restent comme le bain Frédéric en exploitation permanente. Cependant l'élévation de la saison d'hiver ne pouvait pas avancer si vite, parce qu'elle était une institution tout nouvelle, que les anciens visiteurs de Baden ne connaissaient pas. Wiesbaden qui avait ouvert ses salles de jeu toujours le 1er janvier avait eu par là un avantage vis-à-vis de Baden; la saison d'hiver avait pu s'y développer tout naturellement.

L'autorité municipale qui était chargé de l'administration et de l'exploitation de toutes les opérations pour le commerce des étrangers, des plaisirs etc. — un comité avait été formé spécialement pour cela sous la présidence du premier maire — prit à coeur de conserver tous les arrangements de la période du jeu même avec des modestes moyens, et d'en ajouter de nouveaux, surtout de rendre la saison d'hiver aussi riche que possible en amusements. En même temps un club international se constitua qui formait le centre social de la haute volée et qui avait la tâche de conserver de célèbres courses de chevaux d'Iffezheim. Ainsi donc Baden n'avait perdu rien que le jeu de hasard, mais comme celui-ci avait été aboli dans toute l'Allemagne, cette perte était à supporter. Par contre Baden avait gagné une saison d'hiver et une haute réputation comme place d'eaux.

Le grand intérêt que l'auguste maison du grand duc daignait porter à notre ville de Baden contribua beaucoup à augmenter la réputation et à hausser les agréments de la place. Déjà le grand-duc Léopold avait montré une prédilection toute particulière pour Baden. Sous son règne le château de la résidence fut complètement restauré, l'intérieur splendidement renouvelé et ainsi transformé dans un séjour digne de notre maison princière. Sous le gouvernement de S. A. R. le grand-duc Frédéric on a fait bien davantage. Le jardin de la cour du grand-duc, fut complètement transformé; sur l'ordre spécial du grand-duc le théâtre royal de Carlsruhe vint ici pour donner des représentations régulières en hiver et en été; sur l'initiative de S. A. R. une halle de beaux arts fut érigée et une société d'artistes fut fondée; le grand-duc voua son intérêt personnel au bains de Frédéric et ses institutions excellentes; l'installation des gymnastiques salutaires suédoises, qui ont obtenu une si grande réputation, est due spécialement à l'initiative de S. A. R. la grand-duchesse; ainsi que la maison d'entretien Louis Guillaume est une fondation personelle de S. A. R. la grand-duchesse.

Les autorités municipales s'étaient donné de la peine d'avancer le développement par des institutions de commun intérêt, par l'érection d'écoles, par des embellissements de la ville et de ses environs, par la trace de nouvelles rues et quartiers ainsi que par des institutions salutaires, par la construction d'une conduite d'eaux, par la réctification du ruisseau de l'Oos etc. Une nouvelle canalisation de la ville est dans ce moment en train. Aussi des particuliers prirent à coeur de contribuer matériellement par des fondations à la prospérité de la ville.

En fait de constructions d'églises des efforts grandioses ont été faits ces derniers dix à vingt ans. Depuis l'année 60 la nouvelle église protestante, la chapelle grecque, l'église russe et l'église anglaise prirent leur origine; l'église collégiale catholique, l'église de l'hôpital et l'église du cloître furent restaurées à fond. Un oratoire juif fut constitué. De cette manière on avait pourvu au service divin de toutes les confessions.

De même on érigea dans les derniers dix ans une école supérieure de jeunes filles, un gymnase et une école réale, de plus une école populaire évangélique et une école de petits enfants, une école professionelle, une cuisine populaire, une crèche et une nouvelle école populaire. Aussi une succursale de l'institution grand-ducale de jeunes filles à Carlsruhe, la fondation Victoria, a été ouverte ici.

Par l'achat du nouvel hôtel de ville et la construction d'une salle de bourgeois, l'administration municipale reçut de beaux et convenables bureaux, de même que le tribunal officiel par la construction d'un nouveau bâtiment, moyennant laquelle le tribunal grand-ducal d'arrondissement reçut de même une augmentation de ses bureaux officiels.

L'activité de bâtir par des particuliers s'est également haussée considérablement. Des tènements de maisons, de nouveaux quartiers de villas, de nouveaux grands hôtels et de magnifiques maisons privées se sont élevés partout et continuellement on travaille encore à les augmenter. C'est l'échelle la plus sûre pour le développement continuel et prospère de la ville, dont le nombre d'habitants s'augmente annuellement dans la même proportion que la fréquence d'étrangers accroît.

»Baden-Baden farà da se.« La hauteur de son importance et de son développement s'augmente chaque année.

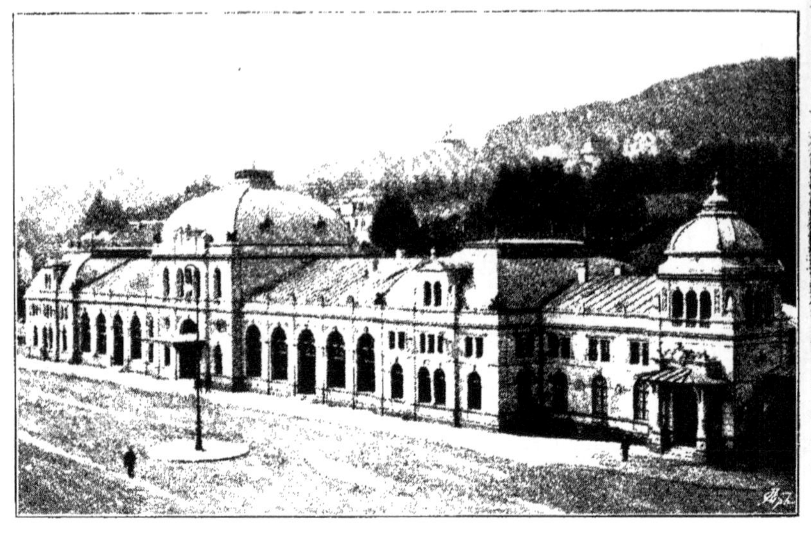

La gare.

Tour de la ville.

«Station Oos — descendre pour Baden-Baden» — c'est l'exclamation qu'on entend quand le train de courrier s'arrête à la gare d'Oos. Le chemin de fer embranchant, qui dans 8 minutes conduit les visiteurs à Baden-Baden, se trouve déjà prêt sur l'ornière parallèle. Il n'y a pas de manque de wagons de sorte qu'on peut se rendre commode.

Ce n'était pas toujours ainsi. Autrefois — les gens les plus âgés peuvent encore s'en souvenir — on fut transporté par omnibus à Baden-Baden. Il y avait là une grande foule, il fallait attendre longtemps jusqu'à ce que tous les passagers furent placés, tous les coffres chargés, tout le petit bagage transporté; jusqu'à ce qu'on arrivait à Baden-Baden environ une heure était passée. La construction d'un embranchement était donc un besoin urgent par la circulation toujours croissante. Il aurait valu mieux, il va sans dire, qu'il n'y eut pas besoin d'un embranchement et que la ligne principale du chemin de fer de la vallée du Rhin eut touché Baden-Baden. Mais le chemin de fer de l'état de Baden fut un des premiers en Allemagne; on avait alors encore peu d'expérience dans la construction de chemins de fer et point d'idée de l'énorme communication internationale que les rails de fer auraient un jour à exécuter. On évita autant que possible tous les obstacles, les courbes, les élévations et les tunnels; on conduisit la ligne aussi droite qu'il était possible dans la pleine, en passant Baden-Baden à quelque distance. Pour aller à Baden-Baden on aurait dû creuser deux grands tunnels et on n'aurait pu y arriver et en sortir sans courbes. On résolut donc de passer à une demi-lieue de Baden-Baden dans la pleine. Les efforts qu'on fit plus tard pour transférer les lignes de chemins de fer à Baden-Baden, étaient en vain, la nouvelle construction aurait coûté des millions.

A l'inflection dans la vallée de l'Oos on voit d'abord peu de chose de remarquable. A la transition de l'Oos dans le Rhin la vallée est assez large; les montagnes ne sont pas hautes et la vue de Baden-Baden est restreinte. Mais dans peu de minutes la scènerie change. A droite s'élève le puissant Fremersberg avec son large dos, à gauche le Battert qui porte les ruines de l'ancien château; au-dessus se fait voir curieusement le grand Mercure avec sa tour de vue. Les groupes des maisons de Baden-Scheuern à gauche, ceux de Oos-Scheuern à droite, nous passent rapidement, des bâtiments de villas qui suivent semblent chercher une connection de ces faubourgs avec la ville de bains, qui n'est pas loin d'être atteinte. La gare est située à l'entrée de la ville.

Qui n'a pas été à Baden pendant plusieurs années éprouvera une surprise agréable en voyant la nouvelle gare. Sa construction était une nécessité urgente car pour les proportions de la communication actuelle l'ancienne gare (bâtie par Eisenlohr) était devenue beaucoup trop petite. Le nouveau bâtiment à présent est érigé dans le style de renaissance allemande avec une coupole au bâtiment central et flanqué par un avant-corps à tour. Une inscription dit: Bâti sous le grand-duc Frédéric 1892 à 94. — Le conseiller des travaux publics Ziegler avait la direction en chef, l'architecte Holtzmann était chargé de l'exécution du bâtiment. Les proportions esthétiques ont été portées en compte, de même que les exigences pratiques. Les arrangements ont été faits en sorte que le public ne subit pas la moindre perte de temps. Les salles d'attente sont élégantes et très spacieuses; les salles d'attente princières sont arrangées dans le plus noble style. Derrière le bâtiment de réception il y a des halles à perrons qui s'étendent dans une longueur de 245 m, d'où les voyageurs arrivants peuvent se rendre directement en plein air sans faire usage du bâtiment de départ. La gare et les environs sont éclairés à l'électricité.

Autour de la gare sont groupés un nombre d'hôtels imposants. Tout près de la gare est situé l'hôtel de la ville de Baden; en face de celui-ci, au delà de l'Oos, l'hôtel du Terminus; plus loin vers la ville l'hôtel de Bavière et en face de celui-ci l'hôtel de la gare. A côté il y a le sanatoire des DDr. Frey-Gilbert, une petite colonie de villas avec de magnifiques parcs. — Peu de pas seulement conduisent dans la ville même où se présente à la première place ouverte, un second groupe d'hôtels; l'hôtel ancien et renommé de Bade avec ses avenues superbes, vis-à-vis le grand hôtel de Russie avec plusieurs dépendances installées en style noble avec de jolies avenues; à gauche de ce dernier le confortable hôtel d'Allemagne, qui est visité de préférence par les artistes, et à l'entrée de la Langenstrasse le grand hôtel du »Zähringer Hof« dont les dépendances sont situées dans un grand jardin, qui s'étend bien loin jusqu'au »Schlossberg«.

Sur la place devant l'hôtel de Baden nous jouissons pour la première fois d'une vue libre dans la vallée de l'Oos, dont la ville est enceinte, et nous en sommes ravis. Nous croyons regarder dans un grand parc et la vallée de l'Oos n'est en effet qu'un seul grand parc. Dans la vallée les avenues s'étendent à une demi-heure de l'hôtel de Baden jusqu'à Lichtenthal; les collines tant qu'elles ne sont pas couvertes de villas, sont ornées de groupes d'arbres qui, dans la hauteur, se perdent presque imperceptiblement dans les forêts qui pour des heures entières sont traversées de sentiers et de grands chemins. Les transitions sont si imperceptibles, qu'on ne sait pas où les avenues cessent et les forêts commencent. Le fond est formé par les montagnes de la forêt noire dont chacune a une autre et bien belle forme — une ravissante variété de croupes de montagnes molles et onduleuses.

Celui qui arrive à Bade dirigera ses pas aussitôt qu'il a pris son quartier — peut-être même déjà avant — sans le vouloir à ces avenues et ira par l'allée de l'empereur le long de l'Oos qui est soigneusement rectifiée et dans une large rigole de pierres cherche à gagner le Rhin. Les murs d'enceinte sont couverts de vignes sauvages, les sentiers et les grands chemins à son côté sont ombragés d'une allée de tilleuls dont les troncs sont entourés de roses grimpant jusqu'au sommet.

Nous marchons ensuite à notre aise, en passant le pont de Guillaume, à côté duquel est l'imposant hôtel de France avec ses dépendances; le joli jardin de l'hôtel s'étend jusqu'à tout près de l'Oos. Cet hôtel est ouvert aussi en hiver. De l'autre côté du pont se trouve le jardin municipal de petits enfants. Encore quelques pas et nous nous trouvons devant la Halle, décidément la plus belle qui existe, un vrai bâtiment monumental dans le style romain, érigé par Hübsch. La Halle ouverte et fière, qui regarde vers l'est, est ornée de hauts reliefs dans un tympan par le sculpteur Reich, portée par 16 puissantes colonnes corinthiques et ornée de toute une série de fresques qui, peints par Götzenberger, représentent des légendes de Baden dans l'ordre suivant du sud ou nord:

1° Burkard Keller d'Ybourg, entraîné dans la corruption par la dame blanche qui, à ce qu'on dit, paraît encore maintenant aux promeneurs sur le chemin de traverse prèt de l'image de Keller. On dit y avoir trouvé une statue de marbre païenne.

2° Mummelsee. Danse des ondines; le roi du lac de montagne appelle ses enfants dans la profondeur. Des lis d'étang fleurissent à leur place.

3° Wildsee. L'ondine leurre le jeune berger dans le lac, malgré les remontrances du vieux.

4° Chaire des Anges et des Diables. Des anges et des diables paraissent sur le rocher de la crète de montagne qui sépare la vallée de l'Oos de celle de la Murg. Ils cherchent à gagner les passants; l'ange (c. a. d. le christianisme est vainqueur du paganisme.

5° Neu-Eberstein. Le comte d'Eberstein se sauve devant une attaque des Wurttembergeois par un saut dans la Murg

6° Alt-Eberstein. Siège du bourg par l'empereur Otto.

7° La montagne Fremersberg. Le margrave Jacques de Bade s'étant égaré à la chasse est trouvé par les érémites et par reconnaissance leur érige le cloître des Dominicains sur le Fremersberg.

8° Noces des Esprits à Lauf. Un jeune cavalier est marié à la demoiselle spectrée du château. Le matin croissant chasse les esprits et le chevalier s'éveille dans la ruine déserte du château.

9° Auberge et bains de Baldreit, bien le plus ancien de la ville. Un comte palatin qui était venu ici pour la cure est guéri si vite par les bains, qu'à l'étonnement de l'hôte il peut retourner à cheval dans sa patrie.

10° Rochers. La fée du Battert, protège son chevreuil blanc contre les flèches d'un jeune chasseur, comme dans «le Chasseur des Alpes» de Schiller.

11⁰ Château Windeck. La poule enchantée d'une femme blanche dans la forêt creuse dans une nuit un fossé large et protège dar là le château contre la surprise des Strasbourgeois, qui voulaient délivrer leur évêque prisonnier.

12⁰ Cascades de »Allerheiligen«. Un corbeau vole la bague d'une pauvre fille czigane qu'il jette par là dans le malheur.

13⁰ Le vieux château de Hohenbaden. La margravine Cathérine s'est réfugiée avec ses enfants de la peste ravageante sur une tour et y fit le vœu de consacrer ses enfants au service de l'église. Voilà la reine du ciel qui lui paraît et qui chasse la peste de la vallée de l'Oos.

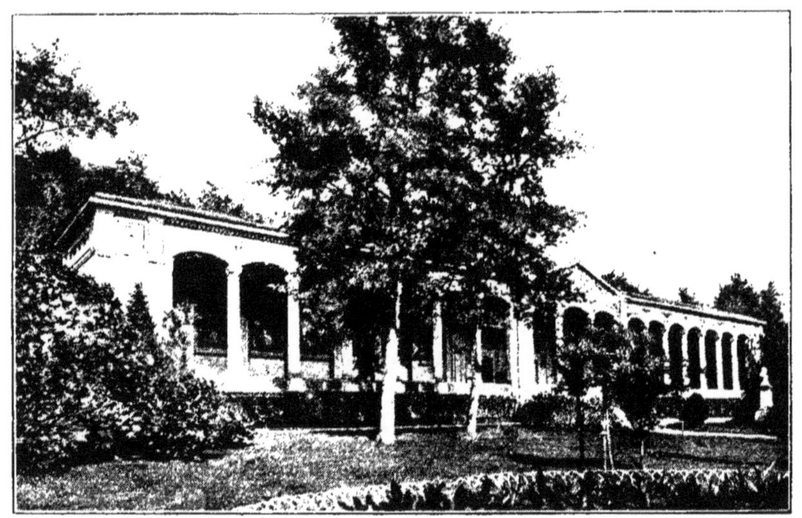

La Halle.

14⁰ Le couvent de Lichtenthal. Des réligieuses et des habitants se réfugient devant une attaque ennemie dans leur église et se confient à la Vierge qui les protège. (1)

Le tympan du milieu qui sépare ces 14 fresques montre dans un frise d'enfants par Gleichauf la force salutaire des sources chaudes de Baden. Nous entrons sous ce tableau dans la halle proprement dite, dont la voûte est portée par une seule et puissante colonne de marbre. Cette colonne fait jaillir des deux côtés l'eau thermale chaude de 47⁰ Celsius. Elle est bue beaucoup avec du sel de Carlsbad, par les

(1) Descriptions explicites des légendes, avec et sans illustrations (ces dernières à partir de 50 Pf.) ont paru chez Frédéric Spies, libraire, Gernsbacherstrasse 18.

malades de gorge avec du sucre candi et du lait, souvent même sans aucune addition, surtout par les malades de goutte. Dans les salons adhérants on peut avoir toutes sortes d'eaux minérales en bouteilles récemment remplies. La halle est ouverte en hiver et en été du matin jusqu'au soir. Lorsqu'il fait mauvais temps la galérie est une promenade favorite des baigneurs. Feu l'impératrice Augusta parut dans le temps journellement à certaines heures de l'après-midi pour faire une promenade dans la halle. C'est dans cette galérie que Richard Wagner fut reçu par Sa Majesté lorsqu'il vint demander permission de pouvoir retourner en Allemagne.

Devant la halle se trouve le buste en marbre de son auguste époux l'empereur Guillaume I, taillé par le sculpteur Kopf à Rome d'un seul bloc de marbre, qui, il y a 1900 ans, fut envoyé de l'île de Paros pour l'empereur Auguste à Rome et qui resta sur le Tibre, jusqu'à ce qu'il fut transformé dans un monument pour l'empereur allemand dans la vielle Aurelia aquensis romaine. La remise de ce monument à la ville par le professeur Kopf induisit cette dernière à lui construire un atelier ; par contre il dut s'engager à passer tous les ans quelques mois en été ici et à ouvrir son atelier au public pendant certains jours. A côté de la halle sous un groupe de sapins se trouve le buste en bronze (d'après un modèle de Pierre Linz) de l'ancien médecin des bains, conseiller secret de la cour Guggert, qui avait grandement mérité de Baden-Baden.

Derrière la halle se trouve un petit chalet en style suisse, dans lequel on boit le matin et le soir du lait de vache et de chèvre. Aussi peut-on avoir le petit-lait et le Kefyr ici. Les bestiaux sont sous le controle du médecin ; la commission grand-ducale des institutions de bains a la direction supérieure ici comme dans la halle et dans toutes les institutions curatives.

Aussitôt que nous quittons la halle nous entrons immédiatement dans le jardin, dont tout le front de l'ouest est occupé par la halle de conversation, le véritable point central de la vie sociale de Bade.

La maison de conversation a subi différents agrandissements et transformations qui marchaient de front avec la splendeur toujours croissante de Baden-Baden. Le bâtiment central avec ses deux ailes fut achevé en 1824. Le portique romain charactérise le style de son constructeur Weinbrenner.

Vers le sud se joignent au bâtiment du centre les localités du restaurant avec la grande et la petite salle à manger, deux petits sa'ons, une salle à billards et une galérie à fumer. Devant le restaurant s'étend une large terrasse élevée, le rendez vous favori pour les concerts de l'après-midi et du soir; le superbe kiosque de musique, un modèle du goût français, est justement en face.

C'est ici qu'ont lieu les concerts de l'orchestre des bains, le matin de 7 à 8 heures pendant la prise d'eaux, l'après-midi de 3 à 4 heures et le soir de 8 à 10 heures, qui jouissent d'une réputation universelle. Ils consistent de 50 excellents musiciens parmi lesquels se trouvent des solistes fameux; dans la haute saison il est encore augmenté par des solistes de l'étranger, des virtuoses célèbres en instruments à vent de Paris, Bruxelles, Strasbourg, etc. Il y a aussi des quartettes de chant qui se font entendre ici en été, quelquefois aussi des choeurs d'hommes, des sociétés de chant de Bade. Régulièrement une fois par semaine il y a des concerts militaires le soir, des orchestres des régiments qui ont leur garnison dans le voisinage. Les orchestres viennent ordinairement de Rastatt et de Carlsruhe, mais aussi de Strasbourg, Fribourg, Mannheim et même de Constanze. Les concerts militaires du régiment des grenadiers du corps sont les plus aimés. Lors de grandes fétes il y a des concerts doubles, dans lesquels l'orchestre des bains et un orchestre militaire, pour lequel un second kiosque est établi sur la prairie, jouent sans interruption.

En hiver il y a tous les jours deux concerts dans la grande salle du bâtiment central, laquelle est aussi employée en été par un temps défavorable à donner des concerts.

Outre ces concerts journaliers, de grands concerts avec des virtuoses de l'étranger, de célèbres chanteurs et cantatrices, de plus des concerts symphonies et des soirées de musique de la chapelle sont arrangés par le comité. Aussi des entrepreneurs de l'étranger, qui arrangent des tournées d'artistes, sont volontiers admis dans les petites salles de concert. Il faut encore compter en hiver une série de 10 concerts d'abonnement avec le concours d'arstistes étrangers, de sorte que le comité offre le plus grand choix de réjouissances musicales. Il n'y a guère une célébrité qui ne se serait pas fait entendre ici, de la Catalani jusqu'à la Patti et la Sembrich, de Roger jusqu'à Götze, de Paganini jusqu'à Sarasate, de Liszt jusqu'à d'Albert. Aussi les plus grands compositeurs ont fait exécuter leurs oeuvres et celles d'autres artistes, avant tout Hector Berlioz, qui venait tous les ans donner des concerts ici, Gounod, Thomas, Saint-Saëns, Reyer, plus tard Rubinstein, Brahms, de Bülow, Jean Strauss, etc. C'est un mérite de Baden-Baden d'avoir toujours cultivé la musique et surtout la musique internationale, de marcher de front avec l'art et de se tenir sur la hauteur du temps. La chronique des grands concerts de Baden-Baden forme pour ainsi dire un commentaire de l'histoire moderne de l'art. Ce dernier temps

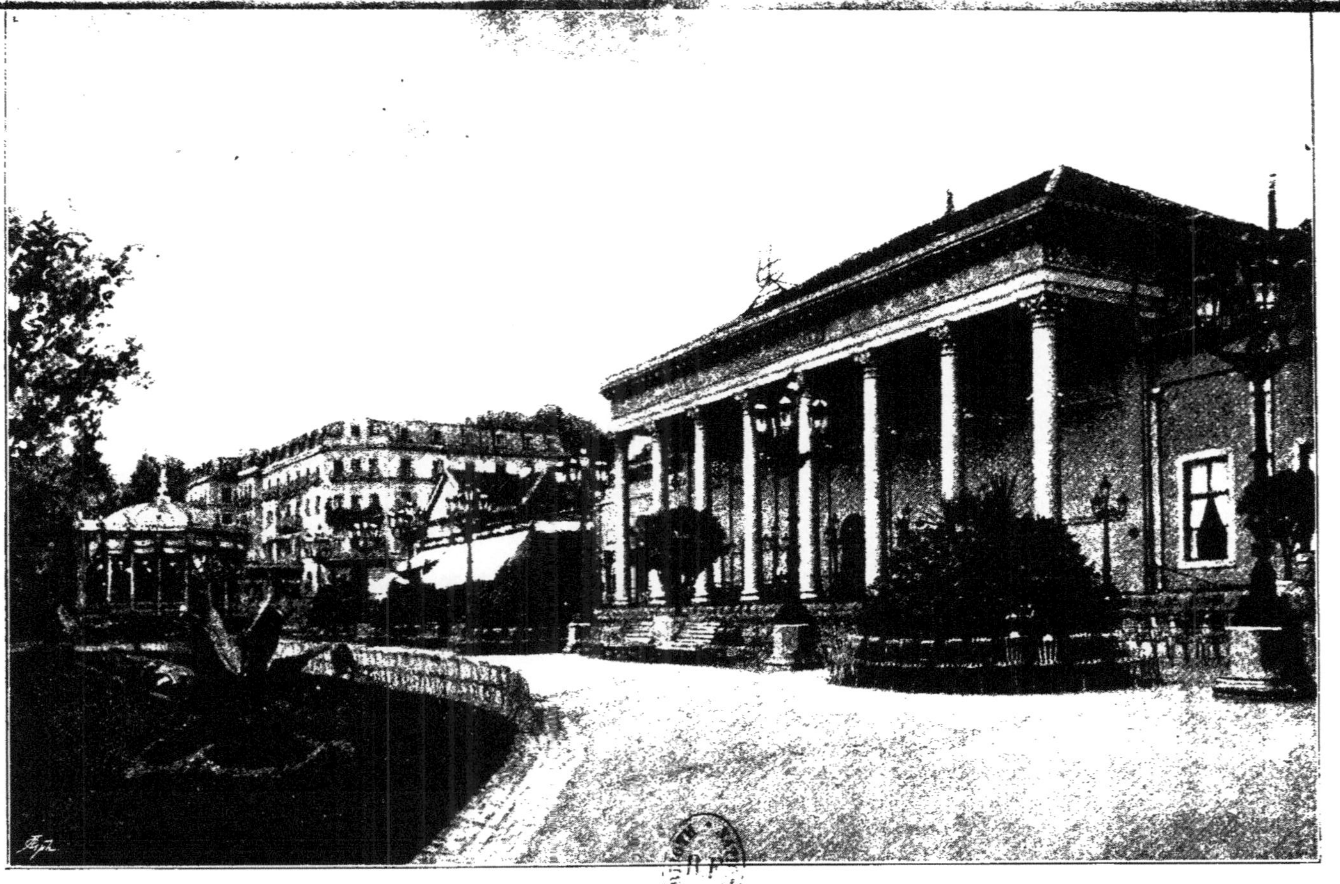

La maison de conversation.

le directeur général de Carlsruhe, Felix Mottl, renommé comme directeur aux représentations de Bayreuth est venu souvent diriger des concerts ici.

La grande salle de concert occupe presque toute la largeur du bâtiment central et contient mille personnes. Elle n'a point de galéries et c'est peut-être là l'origine de son excellente accustique. Elle est éclairée par 5 énormes lustres de gaz. L'entrée de la grande salle est formée par la salle de paysages (avec peintures murales de Séchan), sur le côté opposé se trouve la salle de renaissance qui est ornée dans le style de cinque cento, avec des médaillons de célèbres poètes en frise. Ici et dans le salon accessoire le plus petit se trouve en hiver le cabinet de lecture, en été depuis trois ans une exposition d'oeuvres sélectes de la peinture et de la plastique — du «salon» de Baden sous la direction du renommé expert d'art, le directeur Schall.

On n'exhibite ici que des oeuvres proéminentes d'art à l'envoi desquelles les artistes sont invités. Les oeuvres de l'école d'art de Carlsruhe sont prises en considération avant toutes autres. Ce «salon» de Baden est ouvert en avril et fermé fin d'octobre, mais il subit dans le courant de la saison continuellement des renouvellements et des compléments par la circonspection du directeur. L'entrée est libre. Cette exposition forme un point d'attraction permanente pendant toute la saison.

Dans la même ligne — du côté derrière de la maison de conversation — est situé la salle aux fleurs, appelée ainsi par sa décoration, dans laquelle de petites soirées, des lectures, etc. sont tenues. Attenant à cette dernière est le salon de Medicis, dans lequel souvent de petites expositions sont arrangées. A côté de celui-ci se trouve la salle italienne qui sert de salon à jouer et à fumer.

Tant la salle de Medicis que la salle aux fleurs sont en communication directe avec la grande salle de concert et peuvent donc être ouvertes au public en cas que la grande salle ne soit pas suffisante pour la foule, ce qui arrive chaque année aux grands concerts de fête qui se donnent en l'honneur des hauts personnages. L'empereur Guillaume I les visitait régulièrement, le grand-duc de Bade les honore de sa présence en compagnie de tous les autres hauts personnages qui ont coutume de se réunir ici à cette saison de l'automne. Des plus anciens temps il y a à Baden-Baden du mois d'Août jusqu'en Octobre la saison principale pour les plaisirs du grand monde, dont le centre est formé par l'élégante course des chevaux internationale. La saison de printemps, Mai et Juin — qui sont d'une beauté incomparable, surtout du temps où fleurissent les azalées, les rhododendrons et les roses — est plutôt la saison des baigneurs proprement dit, qui viennent ici pour chercher le recouvrement de leur santé.

Jusqu'aux années de 50 à 60 les sept salles et salons énumérés ci-dessus étaient les seuls accessibles au public. Dans l'aile qui s'y joint au nord il y avait une librairie et un petit théâtre de la saison dans lequel débutèrent des sociétés étrangères, surtout sous les directeurs de Strasbourg et de Fribourg.

Dès le temps où les courses d'Iffezheim furent inaugurées, ce qui était sous Benazet fils, le commencement de la grande période de splendeur de Bade, ces localités n'étaient plus suffisantes pour la société. Leurs décorations, datant des années 30 à 40 de Benazet père, paraissaient déjà trop simples, trop peu modernes; aussi la noble société désirait avoir des salons où elle pouvait être excluse et séparée du public baignant en général. C'est alors que Mr. Benazet entreprit une grande transformation des bâtiments, qui coûta des millions. Le théâtre de saison dans l'aile septentrionale fut abandonné, l'espace qui avait servi aux spectateurs fut transformé en librairie et le théâtre dans une salle de bal. Les appartements qui avaient servi de librairie jusqu'ici furent transformés en trois nouveaux salons. Ces quatre nouvelles localités furent décorées avec le plus grand luxe dans le style de Louis XIII jusqu'à Louis XV.

Une salle somptueuse est la salle rouge, d'après le modèle de Versailles en style de Louis XIV avec de belles peintures de plafond et un grand tapis d'une seule pièce correspondant à l'architecture et aux couleurs de la salle, les murailles et les meubles couverts de damas de soie rouge. En correspondance directe est la salle du jardin décorée en blanc et or dans le style de Louis XVI. Il y a ici deux fontaines rafraîchissantes, toutes les murailles sont couvertes de plantes tropiques disposées d'une manière si épaisse, qu'on se croirait dans une orangerie. Une énorme corbeille de fleurs forme le centre. Ce salon peut être transformé dans un petit théâtre et cela a été fait régulièrement tant que le nouveau théâtre n'était pas bâti. Jusqu'à nos jours on a joué dans ce petit théâtre de salon pendant la présence de l'empereur Guillaume I. Le théâtre s'ouvre vers le Salon Louis XIV dans lequel les spectateurs prennent leurs places. Pour ce petit théâtre de salon il y a de petits opéras, qui furent composés exprès, entre autres la «Colombe» de Gounod. Aussi le troisième acte de Faust fut représenté ici le premier; Roger a chanté ici ainsi que la Miolan-Carvalho, la Patti, la Nielssen, etc.

Au salon Louis XIV est réuni le petit salon Troubadour dans le style Louis XV, un boudoir arrangé d'une manière extrêmement coquette,

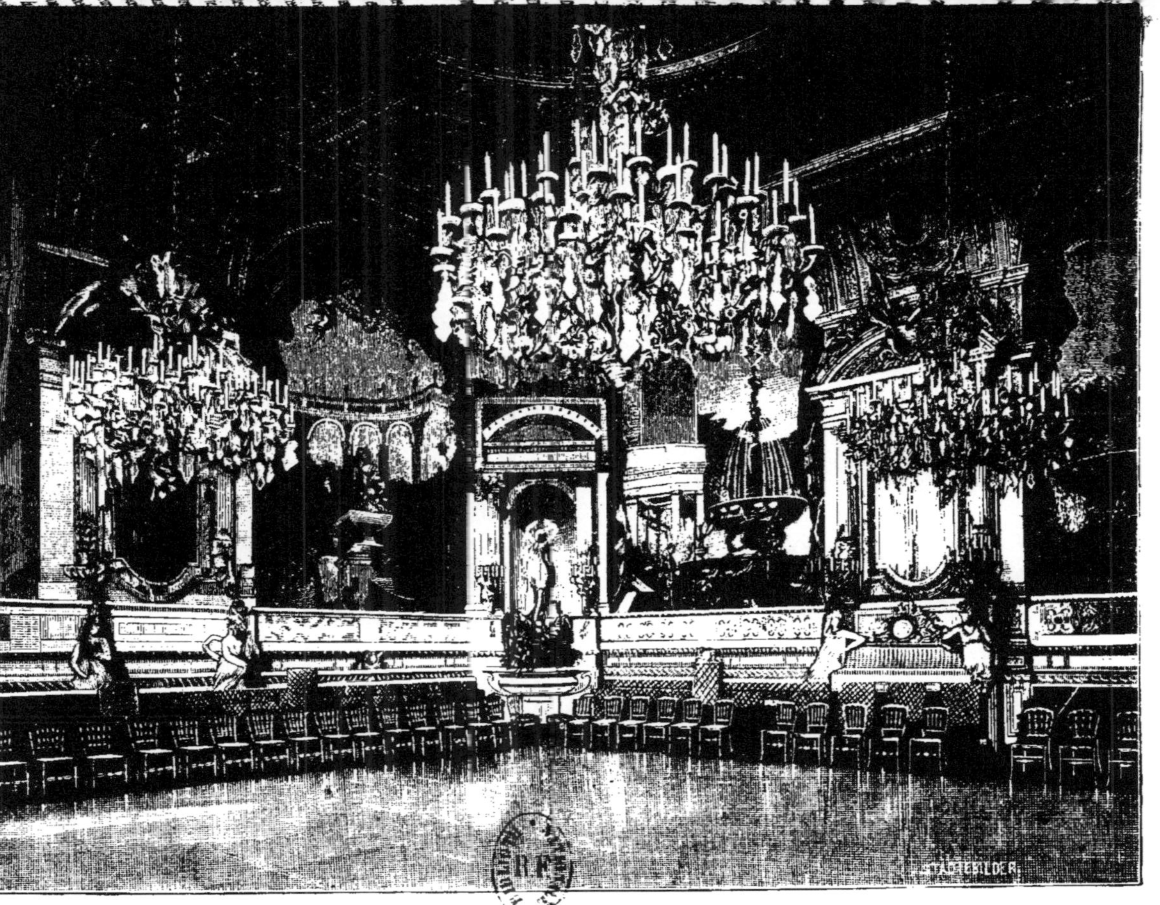

Salon Louis XIII.

qui sert de chambre de conversation pour les bals. La salle de bal y attenante est décorée dans le style de renaissance de Louis XIII. Des caryatides portent les candélabres, les murailles sont ornées de fresques imitant des gobelins. Dans un bâtiment additionnel et couvert de plantes à grandes feuilles se trouve l'orchestre pour les bals. Cependant c'est ici que se donnent les soirées de musique, en général des concerts de petits orchestres; aussi des soirées de sorcerie et d'autres divertissements de ce genre ont lieu ici. Dans la haute saison ces nouveaux salons sont aussi ouverts au club international pour ses bals parés. Une fois par semaine il y a ici un bal de réunion auquel chacun qui est en toilette de société est admis.

Dans l'aile de droite de la maison de conversation les salles de lecture sont arrangées pendant les saisons d'été, qui sont ouvertes aux abonnés de la taxe de cure. On trouve ici dans trois salons plus de deux cents journaux, feuilles hebdomadaires et mensuelles, des journaux illustrés et des journaux spéciaux dans toutes les langues de l'Europe. Au premier étage se trouvent les bureaux du comité municipal à qui est confié aussi l'organisation des divertissements et des plaisirs des baigneurs, de toutes les fêtes, à l'exception des courses de chevaux, ainsi que la surveillance de la maison de conversation. Ce comité se compose de trois membres, parmi lesquels le maire (actuellement Mr. Gönner) a la présidence, ensuite le membre chargé des affaires (conseiller municipal Hermann Weber) et le conseiller municipal Otto Kah, comme assesseur.

De la large terrasse de la maison de conversation on jouit d'une vue ravissante sur la ville et les montagnes. On voit l'ancien et le nouveau château, les rochers, le Mercure, qui se présentent comme un panorama.

Sur la prairie, entourée d'allées de châtaigniers, les grands feux d'artifice sont tenus et de nombreuses illuminations (nuits italiennes) sont arrangées, à cette occasion tout le front de la salle de conversation et les portails de l'entrée au jardin sont illuminés au gaz. Dans les allées de châtaigniers sont suspendus des milliers de ballons en différentes couleurs; sur la prairie brillent des milliers de lampions coloriés, de grandes façades avec des transparents sont érigées — un aspect féerique, qui attire des milliers de spectateurs de la ville et des alentours. Des trains exprès amènent un tel jour des visiteurs de Carlsruhe, Rastatt, Strasbourg, Offenbourg, etc. Dans les allées la foule se presse aux sons d'un concert double sans interruption. Un tel jour toutes les 11 salles de la maison de conversation sont solennellement décorées et éclairées. C'est le cas aussi en hiver du temps du carnéval, où un grand bal masqué a lieu, qui jouit aussi d'une réputation excellente dehors et qui attire beaucoup d'étrangers.

Si nous quittons la terrasse de la maison de conversation, nous entrons dans l'allée de châtaigniers du côté du sud, où se trouvent les boutiques de vente érigées avec beaucoup de goût, de pierres et de fer, par Dernfeld en 1868, où en triple rang il y a tous les produits de luxe et de mode immaginables, exposés à la vente et formant un assortiment qui serait un ornement pour toute ville du monde.

Des trottoirs à toit de toile nous conduisent le long des expositions d'articles à vendre; devant chaque boutique il y a une table et des chaises de jardin où à certaines heures du jour la société noble se donne rendez-vous, cause, fume, joue au domino et passe en revue les promeneurs. Surtout du temps des concerts de l'après-midi et du soir toutes ces tables sont occupées. Chaque boutique a sa certaine société qui s'y trouve tous les jours.

Nous sortons maintenant du jardin et nous trouvons en face du pont qui mène à l'intérieur de la ville, mais que nous ne passons pas à présent. A gauche du pont il y a le palais Hamilton, ci-devant palais Stéphanie, avec un grand jardin. Il appartient maintenant à la fille de la duchesse de Hamilton, comtesse Festetics. Au jardin Hamilton sont joints les bâtiments du grand hôtel de l'Europe, hôtel de premier rang qui avec ses dépendances et son jardin élégant s'étend jusqu'à la ligne de l'Oos. Vis-à-vis du palais à droite du pont est situé le grand hôtel de l'Angleterre, qui se compose de plusieurs maisons en connection les unes avec les autres, qui ont un jardin commun sur l'Oos. Cet hôtel est ouvert aussi en hiver. A côté se trouve l'ancien café Rumpelmaier, une pâtisserie du style le plus élégant.

Nous entrons maintenant dans la célèbre allée de Lichtenthal, au commencement de laquelle est situé à droite le nouveau théâtre, qui est construit avec beaucoup de luxe d'après des plans français et qui à l'intérieur est décoré avec une élégance princière.

Il fut ouvert en août 1862 sous E. Benazet avec un opéra «Beatrice et Benedict» composé exprès pour ce but par Hector Berlioz. Le compositeur la dirigea lui-même. En même temps furent ouvertes les représentations d'opéras et de spectacles allemands du théâtre grand-ducal de Carlsruhe sous la direction d'Eduard Devrient. Les représentations allemandes ont lieu pendant toute l'année; en été il y avait antérieurement la comédie française, l'opéra comique, le théâtre du Palais Royal et les Bouffes Parisiennes, qui y furent représentés.

En dernier lieu, du juin jusqu'en août, une société de comédiens sous la direction de l'intendant Prasch du théâtre de Berlin ou une société de petits opéras, ci-devant celle de Pest ou de Berlin, alors celle de Hambourg, avec son célèbre maître d'orchestre Dellinger, l'auteur de «Don César» et de Saint-Cyr, y jouaient. Les plus grandes «Etoiles» qui ont débuté sur ce théâtre élégant, étaient la Patti, la Viardot, l'Alboni, la Lucca, etc. Beaucoup d'oeuvres françaises et allemandes, y célébrèrent leurs premières. De temps en temps il y eut aussi des sociétés d'opéras italiennes et des comédies françaises qui y débutèrent. Pollini entreprit de donner ici des représentations-modèles d'opéras allemands avec la Mallinger, avec Nachbauer et Betz sous la direction du chef d'orchestre Eckert.

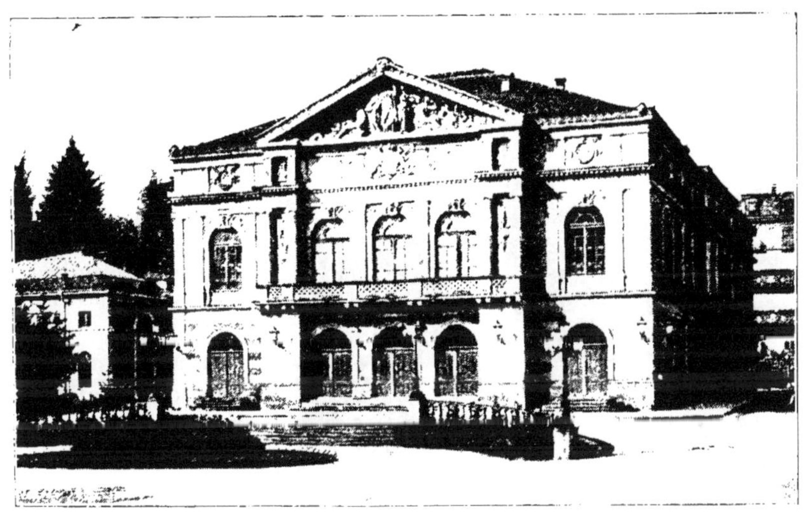

Le théâtre.

A gauche du théâtre est situé dans un bâtiment latéral la halle des arts où se trouve une exposition permanente de tableaux; elle est ouverte à tout le monde contre une entrée bien petite. La société d'artistes se compose d'environ 300 membres et forme une branche de la grande société d'artistes du Rhin. On trouve ici surtout les écoles de peinture de Carlsruhe et de Munich qui sont représentées; aussi Baden-Baden elle-même possède un nombre d'artistes qui exposent continuellement ici.

Derrière le théâtre du côté de la salle de conversation est située la célèbre maison Messmer dans laquelle demeurait pendant des dixaines d'années feu l'impératrice Augusta pendant au moins trois mois de l'année. Elle célébrait ici chaque année son anniversaire et à cette occasion S. M. l'empereur Guillaume I venait toujours séjourner ici pendant quelques semaines de la saison d'automne.

S. M. habitait avec l'impératrice le premier étage et occupait les fenêtres du coin donnant vers l'ouest dans la Werderstrasse où on pouvait voir l'empereur travailler à certaines heures du jour. Chaque soir il y avait cercle de famille chez l'impératrice, auquel assistaient aussi le grand-duc et la grande-duchesse et d'autres hauts personnages. C'est alors qu'on ouvrait les portes du balcon pour que les hauts personnages pussent mieux entendre le concert du soir sur la promenade. Toute la maison Messmer et la dépendance étaient occupées par la suite de l'empereur et de l'impératrice. C'était une période de splendeur dont Baden-Baden pouvait être justement fière.

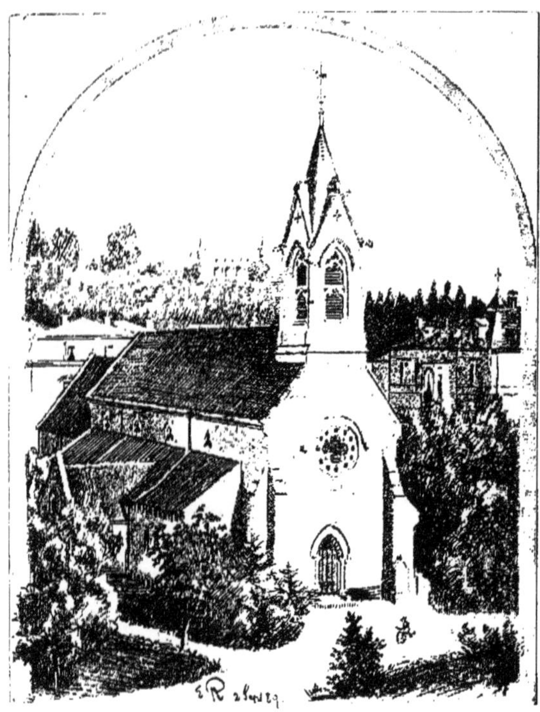

Église Anglaise.

Passons maintenant dans l'allée de Lichtenthal vers le sud et nous trouvons vis-à-vis de la cascade la maison et le jardin du club international (ci-devant le palais de l'Electeur de Hesse) qui à l'intérieur a été nouvellement et richement décorée et qui est encore agrandie par la construction d'une nouvelle salle. Il ne nous est pas permis d'y entrer parce que les membres du club désirent être entre eux.

A droite du club où les avenues du parc deviennent plus larges il se trouve à côté du sapin colossal entre des groupes de rhododendron, entouré de fougères une simple petite pierre avec les chiffres des années 1850 jusqu'à 1875. Elle fut placée par un fidèle admirateur de l'impératrice

Augusta, lorsque S. M. venait ici pour la vingt-cinquième fois; cependant elle est revenue ici encore dans les 15 années suivantes. Au milieu de la prairie s'élève maintenant le buste en marbre de feu l'impératrice Augusta, qui fut érigé ici bientôt après sa mort et en sa mémoire par la reconnaissante ville de Baden. Ce buste, ainsi que celui de son auguste époux, devant la halle, est exécuté par le sculpteur Kopf à Rome et fut inauguré par un acte solennel où le premier maire Gönner tint l'oraison de fête. Près du monument il y a de grands poteaux indicateurs qui nous conduisent en peu de minutes par les jolies avenues en haut à l'hôtel du Parc dans sa belle situation.

Une autre pierre monumentale se trouve un peu plus loin à gauche sur la prairie sous un tilleul isolé. C'est la pierre de Schiller qui fut érigée solennellement pour le centième anniversaire de la naissance de Schiller en 1859.

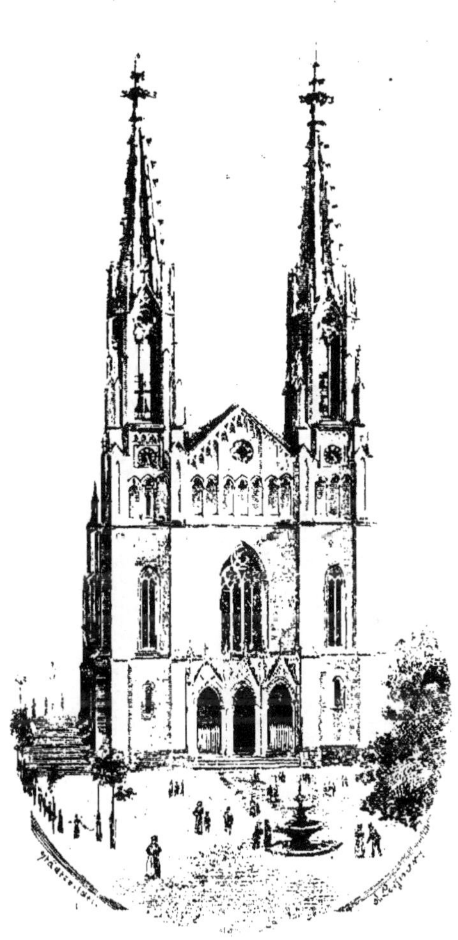

Église protestante.

Deux hôtels somptueux s'élèvent au-delà de l'Oos, l'hôtel Stephanie d'ancienne renommée, qui se compose de tout un groupe de maisons situées dans un beau parc, ainsi que le nouvel et grand hôtel Minerva avec deux dépendances, également situé dans un grand et beau jardin et installé dans un style élégant.

L'hôtel Stephanie,' un des plus vieux hôtels de notre ville de bains est en même temps remarquable dans l'histoire. L'an 1860 Napoléon III prit son quartier dans cet hôtel. Le congrès des monarques auquel ce séjour donna l'initiative eut lieu dans l'hôtel Stephanienbad.

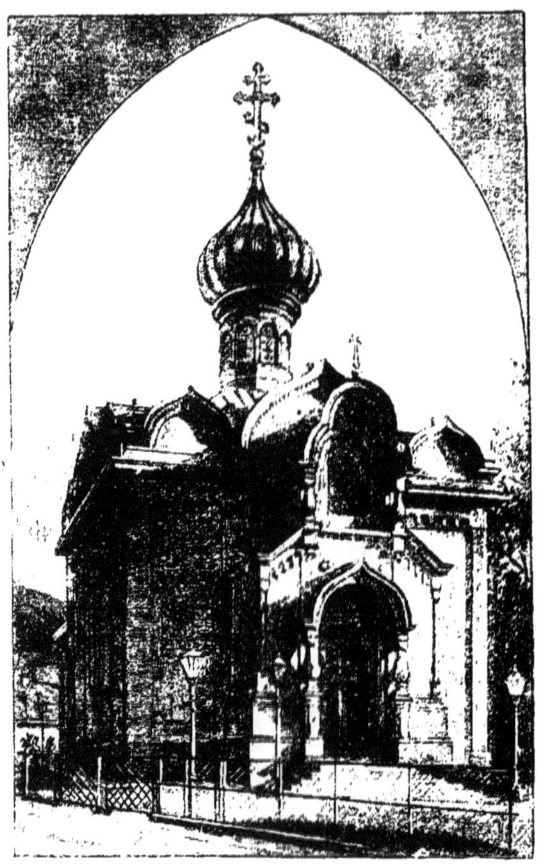

Église Russe.

A une des traverses de chemin qui se trouvent maintenant devant nous, nous nous arrêtons et tournons à gauche dans la ville. A droite il y a la grande plaine de lawn tennis, que la société de commune utilité a arrangée pour le jeu lawn tennis et le croquet en grand style d'après le modèle anglais. En hiver cette plaine est artificiellement inondée et transformée dans une excellente voie de glace, sur laquelle se donnent des fêtes de glace avec musique et illumination.

Nous passons par le pont Schiller; nous voyons à droite le bain municipal à nager, de bains froids de rivière avec cabinets séparés, un commun bassin pour les Dames et un autre encore plus grand pour les Messieurs. Non loin de là il y a l'église anglaise, bâtie en style norman, qui fut inaugurée en 1864. Elle possède son pasteur anglais qui fonctionne ici toute l'année.

De loin nous voyons la coupole dorée de l'église russe avec sa double croix, qui, fondée par la princesse Guillaume de Bade et la grande-duchesse Michael (une princesse badoise), fut inaugurée en 1882. Ici la congrégation russe tient régulièrement son service divin.

Nous passons par-dessus la place libre près de la rue Louis-Guillaume à l'église évangélique, bâtie par Eisenlohr et Lang dans un noble style gothique, qui fut inaugurée en 1864. Les tours ont été ajoutées plus tard, le métal pour les quatre cloches (accordées en ut-dièse majeur) fut donné par S. A. R. le grand-duc.

Ces trois églises sont situées dans un beau et grand quartier de villas, qui s'étend depuis l'église russe jusqu'à l'église protestante. — Vers Lichtenthal, à côté de l'église russe se trouve l'hôpital municipal, installé à merveille et administré au mieux; à droite vers l'Oos à côté de très vieux chênes, s'étendent les bâtiments et le beau parc du grand Hôtel Bellevue avec ses dépendances.

Tournant du côté de la ville nous trouvons dans la Lichtenthaler-Strasse les grandes halles de bière des brasseries de Sinner et de Bletzer, nous passons l'hôtel Germania et nous entrons dans la Lichtenthaler-Strasse en passant l'hôtel Stahlbad (avec des bains d'acier dans la maison) et l'élégant restaurant de la Croix à la place d'Augusta. Nous trouvons là le café Zabler avec un jardin, non loin de là se trouve la «poste», un restaurant de bière bien fréquenté. — Nous voilà maintenant sur la place Léopold, la plus grande de la ville. C'est ici que s'élève le monument du grand-duc Léopold, père de notre prince régnant, qui fut érigé 1861 par la reconnaissante ville de Baden. Le monument est entouré de jolies avenues. Sur cette place affluent cinq rues — la partie de la Sophienstrasse, conduisant à la maison de conversation, la Lichtenthalerstrasse, la Louisenstrasse, récemment tracée, la Langestrasse et la Gernsbacherstrasse, ainsi que la partie supérieure de la Sophienstrasse (appelée ci-devant le fossé) tracée largement et ornée d'une avenue de châtaigniers. Comme sous les tilleuls à Berlin le chemin des piétons est au milieu, tandis qu'à droite et à gauche sont les chemins praticables aux voitures.

A ce point central de la ville se trouve le nouveau bâtiment de la poste impériale, un bâtiment magnifique, dont l'architecture est tenue en formes de la renaissance avec l'emploi de motifs du style baroque. Dans la halle aux guichets il y a deux tableaux peints à l'huile par Kley de Carlsruhe représentant deux périodes de l'histoire de Bade: le temps des empereurs romains — l'inauguration de l'autel Mercure sur le grand Staufen (dit à l'ordinaire «Mercure») et la renaissance de l'empire allemand — l'empereur Guillaume Ier et l'impératrice Augusta dans l'allée de Lichtenthal. A côté le grand Hôtel de Hollande récemment bâti, avec un beau parc — ci-devant la propriété de la duchesse de Hamilton — avec la dépendance Beau-Séjour, située en face, également avec un jardin; vis-à-vis le grand hôtel Victoria. Plus au loin à gauche l'hôtel de

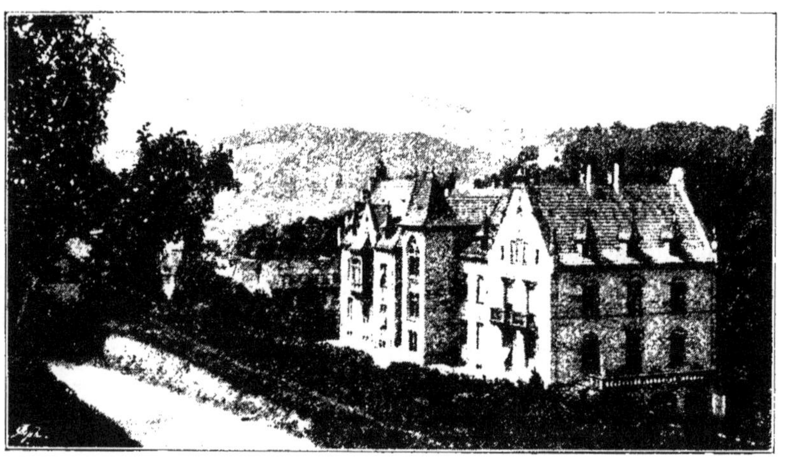

Maison d'entretien Louis Guillaume.

Petersbourg et la ville de Paris, tous les deux avec un restaurant; à droite la ville de Strasbourg avec une terrasse et un jardin, un restaurant bien visité. Là où la Sophienstrasse tourne à gauche se trouve la maison du tribunal grand-ducal, bâtie par Hübsch; à sa droite une nouvelle rue (Vincentistrasse) est tracée, à l'entrée de laquelle à droite est bâtie la nouvelle école municipale populaire, à gauche la maison des pompiers et le nouveau bâtiment de justice. Nous poursuivons la Sophienstrasse jusqu'à la fin, où nous trouvons l'hôtel Friedrichsbad et nous tournons à droite et passant à l'église de l'hôpital (ancienne catholique) nous jetons un regard sur le vieux cimetière qui est transformé en une des plus charmantes avenues. Une petite chapelle en style gothique, un célèbre crucifix de pierre d'une exécution artistique par Nicolaus de Leyen (1462), un vieux mont d'oliviers et la statue d'un fossoyeur, donnée à la ville par le sculpteur Frédéric de Strasbourg est tout ce qui donne connaissance du vieux cimetière, dont la pierre tumulaire la plus célèbre, appartenant au poète Louis Robert, frère de Rahel, a été transférée avec beaucoup d'autres au nouveau cimetière.

En face de cette avenue s'élève le nouveau gymnase de la ville; plus loin à l'allée des soupirs est située la maison d'entretien Louis-Guillaume, fondée par S. A. R. la grand-duchesse.

Cette fondation est une idée originale de S.A.R. la grande-duchesse et dûe directement à sa propre initiative. C'était dans l'année de deuil 1888 dans laquelle la grande-duchesse se trouvait successivement devant le cercueil d'un fils justifiant les plus grandes espérances, d'un fidèle père, d'un tendre frère, que le 9 septembre, l'anniversaire de la naissance de S. A. R. le grand-duc, une manifestation de la grande-duchesse fut publiée, dans laquelle il etait dit entre autres: «Gravement frappée dans ces derniers mois, comme mère, fille et soeur, je pense à ceux qui, par suite de semblables chagrins et d'une vie solitaire, luttants contre des afflictions de toutes sortes, ont subi un ébranlement de leur santé et qui sont venus à Baden-Baden, soit pour un séjour continu ou d'une durée plus ou moins longue chercher la guérison et la fortification de leur santé. Il est mon désir de leur préparer un endroit de refuge. Je voudrais faire naître dans le voisinage immédiat des établissements de bains et d'autres institutions salutaires, un établissement pour des dames des classes instruites, qui puisse offrir tout le calme d'une maison d'entretien, les soins réglés pour les souffrantes, joints à la prévoyance qui peut donner le repos et la récréation à des personnes isolées d'une santé moins affectée. La conjonction de ces deux fondations devrait être mise en compte, sans des sacrifices matériels pour les personnes respectives.»

On a répondu à cet auguste désir sous tous les rapports. Le 23 février 1890 le jour de la mort du prince, qui ne sera jamais oublié, on a pu creuser le premier coup de bêche d'une manière solennelle. L'oeuvre avança rapidement sous la direction circonspecte de l'inspecteur d'arrondissement Kredell. La maison d'entretien Louis-Guillaume devint une institution modèle de premier rang, pourvue de tous les agréments et capable d'offrir un séjour digne de sa haute fondatrice. Une grande partie des installations intérieures furent entreprises par la grande-duchesse elle-même. Des princes et de riches particuliers s'empressèrent d'orner la maison avec la haute dame, laquelle en avril 1892 était assez avancée pour que les premières habitantes purent y entrer. L'inauguration solennelle eut lieu le 22 mai 1892. Depuis lors la pension Louis-Guillaume prospère de la manière la plus satisfaisante.

Vis-à-vis se trouve le nouveau bain national bien somptueux, qui fut ouvert en mai 1890 et dans lequel 100 indigènes peuvent être admis.

Il fut érigé dans le style de renaissance allemande d'après les plans de l'architecte Durms et exécuté par l'inspecteur des constructions publiques Kredell. Le bain national est destiné à la réception de tels malades qui doivent employer les bains aux dépens des communes badoises ou de l'administration de la cour et de l'état. Cependant des malades peuvent y être reçus qui sont à entretenir dans le grand-duché aux dépens des caisses de malades et de métiers, de plus les militaires du XIVme et XVme corps d'armée et d'autres malades de peu de moyens, qui s'engagent à payer les coûts d'entretien modiques eux-mêmes. Le bâtiment arrangé de manière bien pratique, contient 55 chambres bien installées, de nombreux cabinets à baigner, un bain à vapeur, etc.

De la hauteur nous voyons la maison de santé Annaberg de construction semblable à un château (ci-devant le sanatoire Le Maistre), excellent institut de guérison avec pension pour les malades de nerfs et de coeur. Au pied de la montagne est située la villa Blücher, appartenant autrefois au chambellain de l'impératrice Augusta, comte Blücher, à présent une pension fort recommandable.

Nous nous trouvons à présent déjà dans l'allée des soupirs, la plus vieille promenade de Bade, mais nous retournons dans la ville pour aller le long d'un nouveau bain de femmes de l'Impératrice Augusta, ainsi que de l'hôtel du Saumon au bain Frédéric, un édifice magnifique dans le style italien par Dernfeld. Nous regardons ici maintenant la façade superbe des deux étages, au-dessus desquels s'élève une coupole.

Un perron et une double rampe nous conduit au portail principal; l'étage supérieur est formé par une galérie grandiose avec une série de hautes fenêtres cintrées. A côté du portail se trouve à droite et à gauche les statues d'Esculape et d'Hygiée, au milieu la statue d'une nymphe sortant du bain. A côté s'élève dans une niche dorée le buste colossal du grand-duc Frédéric, en l'honneur de qui ce bâtiment monumental reçut son nom. Le fronton est couronné par le blason de Bade. A la frise on aperçoit les médaillons du margrave Christophe, Charles-Frédéric, Dagobert, du vieil abbé Ratfried de Wissembourg, du chancelier Vehus — qui tous ont contribué à la prospérité de Baden — ensuite ceux de Reuchlin, d'Agricola, d'Hippokrates, de Paracelsus, de Bunsen et de Frech — les deux derniers ont mérité spécialement par l'analyse scientifique des thermes de Bade — finalement des empereurs romains Hadrien et Marc Aurèle qui ont fondé la première période florissante de Baden du temps des Romains.

Nous nous trouvons ici sur un terrain tout-à-fait classique. Du temps des Romains se trouvaient ici les thermes organisés d'une manière grandiose, qui, comme ils résultaient des déterrements, étaient construits en trois étages. Seulement une très petite partie de ces thermes a pu être conservée Elle est située à droite du bain Frédéric, sur une place libre sous la terre, mais il est rendu accessible et peut être visité. Le nouveau bain Frédéric s'élève dans une grande profondeur et largeur en forme de terrasse jusqu'à la place du marché.

A côté du bain Frédéric s'élève le bain de l'impératrice Augusta, un bâtiment magnifique d'après le plan de l'architecte Durms dans le style de la renaissance italienne. Nous ne regardons ici d'abord que

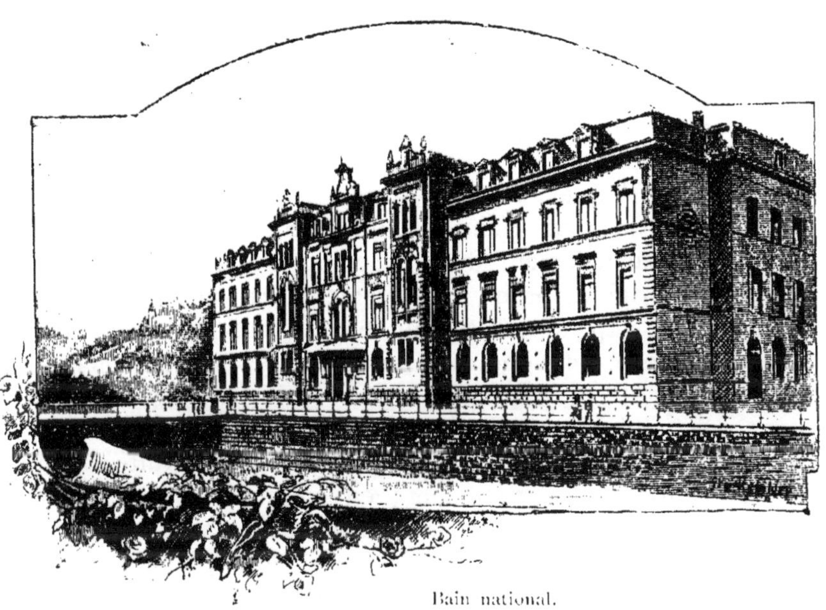

Bain national.

l'extérieur. C'est un bâtiment richement membré, genre polygon avec des ailes de longueur différente, couronné d'une coupole. Sa situation biaise contre le bain Frédéric était conditionnée par le plan fondamental, attendu que le bain de l'Impératrice Augusta s'élève à la place ou se trouvait autrefois l'hôtel du Saumon, qui plus tard fut transformé en un bain pour les pauvres. La ville avait donné une subvention importante pour organiser le nouveau bain Augusta d'une manière si imposante comme nous le voyons maintenant devant nous. Les piliers saillants sont couronnés de vases, au portail s'élèvent des figures, les fenêtres cintrées sont ornées de reliefs en zinc. Des dauphins, des tritons, des coquilles ornent les niches (sculpture de Heer).

Pour nous faire une idée de toute l'extension des avenues superbes, nous montons le grand escalier le long du cloître et de l'église du cloître au Saint-Sépulcre. Au pied de cette dernière sourd la source grasse, riche en lithium. Au-dessus sur le plateau il y a de grands bassins pour le refroidissement des eaux thermales.

Nous sommes ici sur le terrain de l'origine des sources proprement dit. Où on creuse la terre, on rencontre de l'eau chaude qui sourd d'une profondeur de plus de 1000 mètres. Ce terrain a reçu dans la langue vulgaire le nom charactéristique «l'Enfer».

Une galérie principale a été enfoncée ici dans la montagne, laquelle accumule l'eau chaude des sources et la conduit partiellement au bain Frédéric et partiellement à la halle, ainsi qu'aux bains privés dans les hôtels.

A côté de cette galérie principale, vis-à-vis du revers du bain Frédéric, a été établi le vieux bain à vapeur, dans le souterrain duquel jaillit la source soi-disant de l'origine — ci-devant la plus riche d'eau et la plus chaude, mais maintenant partiellement détournée par la galérie principale. L'eau de l'origine fournit spécialement les vapeurs pour le vieux bain à vapeur qui est affilié au bain national.

Nous nous trouvons maintenant sur la vieille place du marché devant la vénéraire église collégiale, dont nous avons déjà cité le sort plus haut dans la partie historique. L'église collégiale ayant été détruite et reconstruite à différentes reprises et partiellement en employant les anciens restes de pierres, etc., l'église ne montre pas un charactère uniforme, mais son style est le style gothique qui a été rendu plus uniforme par une restauration à fond de Louis Lang.

L'église a un beau et vieux tabernacle, un nouvel autel richement ciselé, une chaire de même nature, de beaux vitraux peints, partiellement fondés par des personnages princiers, surtout par l'impératrice Augusta et le grand-duc. Le plus intéressant sont sans doute les tombeaux des princes de Baden-Baden qui pendant quatre siècles (1453—1793) trouvaient ici leur dernier repos, jusqu'à ce que Baden-Baden passa à Baden-Durlach. Le plus ancien tombeau est celui du margrave Jacques I (1453), le dernier celui de la veuve du dernier margrave de Bade (1793). Les tombeaux les plus remarquables sont celui du margrave Louis-Guillaume (Louis le Turc) par Pigalle et celui du margrave Jacques II avec une Pieta en relief. — Ce qui est remarquable c'est que cette église est chauffée par l'eau thermale de l'origine.

En face de l'église collégiale se trouve l'hôtel de ville dont le sort est publié sur un tableau au portail: 1632—1808 collège des Jésuites, 1689 brûlé par les Français, 1809—1824 maison de conversation, 1824—1862 maison particulière, 1862 hôtel de ville, 1882 renouvelé. De la cour on jouit d'une vue libre sur les montagnes et dans la vallée de l'Oos. L'aile gauche est formée par une belle salle de séance, récemment construite.

Il y a de trois côtés des escaliers qui conduisent sur la place du marché en passant l'hôtel de ville. L'escalier au sud conduit aux bâtiments de l'hôtel de Petersbourg (avec une belle salle à manger et une terrasse au jardin), celle de l'ouest au grand hôtel de Darmstadt (avec des bains dans la maison), qui était en connection avec l'hôtel de ville, tant que celui-ci était collège des Jésuites. Ce qui est remarquable c'est que l'ancien oratoire du collège des Jésuites est devenu la salle à manger de l'hôtel de Darmstadt. — Sur la même place libre se trouve le restaurant »Zum Ritter« avec une terrasse donnant sur le jardin, un restaurant de bière bien visité.

Nous descendons dans la ville pour faire un petit tour par la Langestrasse, en passant les hôtels »Zum Einhorn« et des «Trois Rois» (avec restaurant de vin dans la Louisenstrasse), ainsi que «l'Etoile» (Stern), le restaurant favori du «Crocodile» (bière de Bavière) avec terrasse et le grand hôtel du «Cerf» (Zum Hirsch), qui avec ses dépendances à droite et à gauche est situé à l'entrée de la Hirschstrasse. Le «Cerf» est une de plus anciennes institutions de bains et a encore maintenant beaucoup de bains dans la maison, qui, comme ceux de l'hôtel de Darmstadt sont employés beaucoup par des gens qui ne demeurent pas à l'hôtel. A côté du «Cerf» dans la Langestrasse est situé encore l'hôtel Müller, vis-à-vis le Bouc et la pension Rausch.

Nous montons la Hirschgasse, un des plus anciens quartiers de la ville, où des maisons se sont encore conservées, qui ont été bâties il y a deux siècles, après le grand incendie. Au presbythère catholique nous tournons vers la hauteur, non sans avoir regardé d'abord le plus ancien hôtel et bain «Zum Baldreit» dont les bassins de rafraîchissement sont situés vers la rue. Par plusieurs reconstructions «Baldreit» a perdu en partie son charactère du moyen-âge, mais dans la cour et dans le bâtiment principal on voit encore les restes architectoniques des anciens temps. Au «Baldreit», comme à l'hôtel de Darmstadt sourdent des sources chaudes qui sont accessibles à l'usage général.

Nous passons par la Schlosstrasse le long de la vieille école populaire. A droite s'élève une noble villa dans le style italien avec une haute terrasse, bâtie par l'auteur Levald, plus tard en possession de Madame Grunelius, maintenant un pensionnat de jeunes filles, une branche de la fondation Victoria, qui se trouve sous la protection de S. A. R. la grande-duchesse. A son côté vient une belle villa dans laquelle se trouve l'école de ménage de la grande-duchesse Louise.

Au coin, où la Schlosstrasse tourne à droite et un escalier conduit dans la partie inférieure de la ville (à la Langestrasse), on jouit d'une vue étendue et pittoresque sur la vallée de l'Oos, la vallée du Rhin et les Vosges. A droite dans la hauteur on voit les ruines du vieux château avec le rocher; encore quelques pas et nous nous trouvons devant le nouveau château qui, il est vrai, a déjà maintenant l'âge de 200 ans. Par le portail antique nous entrons dans la large cour du château et nous nous trouvons devant le château grand-ducal dont la façade à pignons en style de renaissance allemande se présente très bien. Elle a été dernièrement renouvelée en style correct sur l'ordre du grand-duc. A gauche du château est situé la soi-disante maison des cavaliers avec des demeures pour la suite, plus en avant, au fond, se trouve le domicile du concierge, qui nous conduit autour du château quand les augustes personnages n'y sont pas.

Le château fut transposé dans son état actuel par le grand-duc Léopold dans les années de 1840 et beaucoup aggrandi, embelli et rendu plus commode et plus habitable, de sorte que les augustes personnages pouvaient aussi l'habiter en hiver. Jusqu'au mois de Décembre la famille du grand-duc séjourne ordinairement ici, elle revient au mois de Juin de Carlsruhe à Baden, se rend alors du mois de Juillet jusqu'en Septembre au château de Mainau au lac de Constance et revient fin Septembre à Bade.

Au rez-de-chaussée du château grand-ducal une chapelle a été installée de S.A.R. la grande-duchesse où pendant sa présence le service divin est tenu par le prédicateur de la cour, auquel la suite, les officiers de la cour et les serviteurs prennent part. Dans le premier étage se trouvent des salles de réception, somptueusement arrangées, une salle d'audience et les appartements pour les personnages de marque. Dans l'étage supérieur il y a des demeures pour les hauts

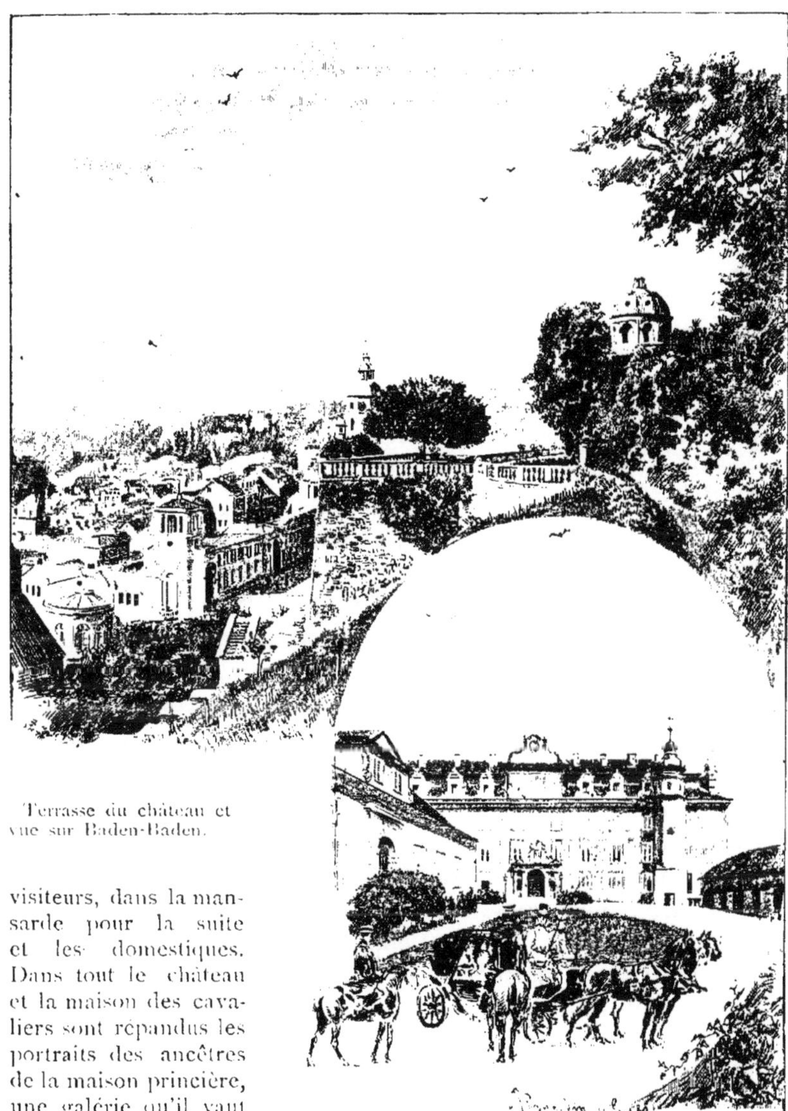

Terrasse du château et vue sur Baden-Baden.

Cour du château

visiteurs, dans la mansarde pour la suite et les domestiques. Dans tout le château et la maison des cavaliers sont répandus les portraits des ancêtres de la maison princière, une galérie qu'il vaut la peine d'envisager. Les appartements princiers contiennent aussi d'intéressants objets d'art. Nous descendons par l'escalier tournant de la tour située vers le sud dans les souterrains où se trouvait la soi-disante cour véhmique. C'est une voûte souterraine sans lumière, à l'épreuve du feu, partiellement à portes de pierre fermants herméthiquement. Dans ces appartements sombres on croyait reconnaître antérieurement la séance de la cour véhmique; maintenant on sait que c'est un réfuge pour les habitants du château et pour leurs préciosités, en cas d'une attaque ennemie ou d'autres calamités. Ils peuvent aussi avoir servis de prison, car la hache taillée en pierre à la maison des cavaliers montre qu'il y avait ici un tribunal qui disposait de la vie et de la mort.

Des voûtes souterraines on entre immédiatement sur la terrasse du château, une partie séparée du jardin de la cour avec des serres-chaudes. Ici on a un bel aspect de la ville. Sur le devant l'église collégiale et le bain Frédéric, vis-à-vis l'Annaberg, vers Lichtenthal le faubourg des villas avec leurs églises; au fond le Cäcilienberg.

Du côte gauche de la terrasse du château un escalier tournant conduit dans la soi-disante petite tour Dagobert, qui s'adosse à une terrasse supérieure de pierres, dans laquelle on peut entrer immédiatement de la salle du jardin du château. On regarde ici dans cette partie du parc du château qui est toujours ouverte au public, même quand les hauts personnages sont présents. A cette petite partie avec les célèbres vieux tilleuls se joint une seconde et plus grande partie, le soi-disant jardin des roses, qui est reservé aux personnages de marque. Une double veranda italienne se prolonge par le jardin, une grotte de coquilles se trouve au souterrain, les bosquets sont ornés de statues. Quand les augustes personnages n'y sont pas, le jardinier du château, qui demeure dans un chalet suisse, laisse entrer les étrangers.

Le château de la résidence grand-ducale forme la conclusion de la ville vers la hauteur. Nous serions donc à la fin de notre tour, si nous n'étions pas tentés de rendre visite aux plus proches environs. Nous avons le choix d'arriver dans la partie inférieure de la ville ou le long du jardin du château à droite par le chemin des Turcs (tracé par des prisonniers de Louis le Turc), où nous parvenons près de l'hôtel des bains de Frédéric sur la Sophienstrasse, ou de faire une promenade plus longue et plus agréable en allant à gauche de la Leopoldstrasse par le bosquet. Nous préférons ce dernier et nous arrivons d'abord à l'Echo, qui porte son nom par le fait, car le côté nord du château repousse le son distinctement vers l'Echo. A ce point se trouve une colonnade demi ronde ouverte dans le style grec avec un ange gardien de marbre. Ce monument fut érigé par le prince Egon de Fürstenberg en reconnaissance de ce que son fils, le prince héritier, à une dangereuse chute de cheval fut heureusement protégé. Par un ravissant bosquet on descend commodément sur une belle rue pratiquable aux voitures jusqu'à la place d'exercice de tire, où la société des tireurs a établi son tire au fusil, mais où aussi des étrangers peuvent s'exercer au pistolet et à l'arquebuse. Il y a aussi plusieurs jeux de quilles, qui sont en connection avec un bon restaurant.

A côté de la place des tireurs est la halle municipale des gymnastes, un bâtiment magnifique, dans la grande salle de laquelle souvent des fêtes, des assemblées ou des

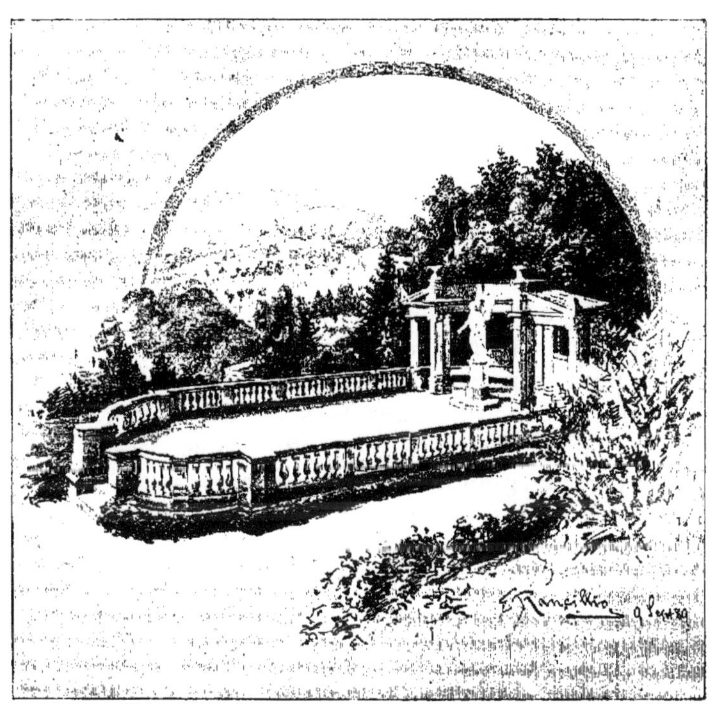

L'Echo.

expositions ont lieu. Nous descendons la Leopoldstrasse et nous arrivons près de l'hôtel de Bavière sur le pont de l'Oos et de là par la Langestrasse à la nouvelle gare.

Nous poursuivons la Langestrasse jusqu'à l'hôtel de Bade, nous quittons ici l'allée et tournous à droite autour du jardin de l'hôtel de Bade pour arriver à la hauteur du Michelsberg. Nous allons par la Kapuzinerstrasse en passant par un petit défilé la villa Hohenlohe qui était antérieurement en possession de la reine Victoria d'Angleterre. A gauche de cette dernière le chemin nous conduit à la chapelle grecque, que le prince Stourdza érigea ici en mémoire de son fils, qui mourut ici à un âge prématuré. Cet édifice magnifique et de style fut exécuté par L. v. Klenze. Dans la Krypta le prince et son épouse ont été déposés à côté du fils. Devant un autel est allumée une lampe éternelle. L'église même est organisée d'une manière somptueuse et très digne d'être vue. De beaux fresques de Hauschild ornent les murailles et le bâtiment à coupole. Des monuments de groupes de familles en marbre sont érigés à droite et à gauche, le fond terminant en iconostasis doré. Tout est extrêmement riche, le plancher de marbre jusqu'à la coupole massivement dorée.

La chapelle est environnée d'avenues, qui sont accessibles au public. D'ici la vue de la ville et des environs est superbe. Le château de résidence du grand-duc est situé justement en face. Le coup d'oeil d'ici comprend toute la ville et en même temps la vallée du Rhin. — Nous descendons le Michelsberg, mais nous remontons alors à droite, pour arriver sur le grand-chemin au chateau de Solms, qui est construit dans le style du moyen-âge et qui se présente d'une manière bien pittoresque. Pour y arriver nous passons le grand réservoir d'eau qui a été établi en forme d'un petit lac avec des groupes de rochers pour pourvoir d'ici le bain à vapeur d'eau froide. Le château de Solms, un bâtiment magnifique dans le style romain, est le modèle d'un château fier de chevalier. Quand la famille princière de Solms-Braunfels n'est pas au château on peut voir l'intérieur sous la conduite du castellan qui demeure dans la cour du château. Le château contient de riches trésors en fait de vieilles armes, de vaisseaux, d'étoffes de toutes sortes, une vraie collection d'antiquités, qui vaut bien la peine d'une visite. Les appartements sont quand-même organisés avec tout le confort de demeure. Nous poursuivons le chemin qui nous mène à la Werderstrasse, qui se prolonge par un nombre de villas superbes. Sur la hauteur de la croupe de montagne s'élève la villa magnifique du comte Vitzthum, qui appartient maintenant à Mr. Krupp d'Essen; parmi les autres villas nous nommerons celle de Mr. Victor Lynen d'Anvers, dans le style néerlandais, celle située sur le devant du conseiller secret d'état Vogt, la villa voisine de Mr. Mac Candless de New York dans un grand parc, au-dessus de là l'hôtel Friesenwald avec un parc et une superbe vue sur la ville, plus en bas les villas Belvedère et Louise. Cette dernière était habitée par S. A. R. la comtesse de Trani (soeur de l'impératrice d'Autriche et de la reine de Naples). Vis-à-vis la villa Schliep dans le style italien, à côté l'institution pneumatique

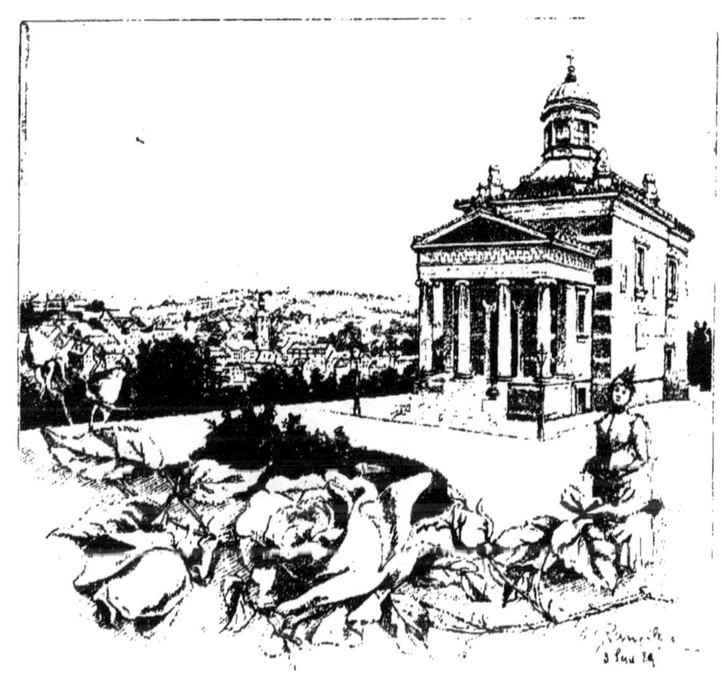

Chapelle roumaine Stourdza.

et les villas Wilhelma et Helena de Mr. Messmer avec leur parc, au-dessus la maison des artistes avec des ateliers qui méritent bien d'être vus. A l'entrée de la Werderstrasse, en face de la maison Messmer se trouve l'atelier du sculpteur Kopf de Rome bâti par la ville. Il contient une collection de précieuses oeuvres de l'art plastique, des statues, des bustes-portraits, et des médaillons de personnes princières et de célèbres représentants de l'art et de la science. Le total de son riche contenu artistique a passé par une donation de Kopf en possession de S. A. R. le grand-duc, qui a transformé le tout en un musée d'art public accessible à tout le monde. Dans la salle de reception est exposé un buste-portrait de feu l'empereur Guillaume I d'une ressemblance frappante, exécuté par Kopf.

Nous nous trouvons de nouveau devant la maison de conversation et avons fini notre tour. Maintenant nous

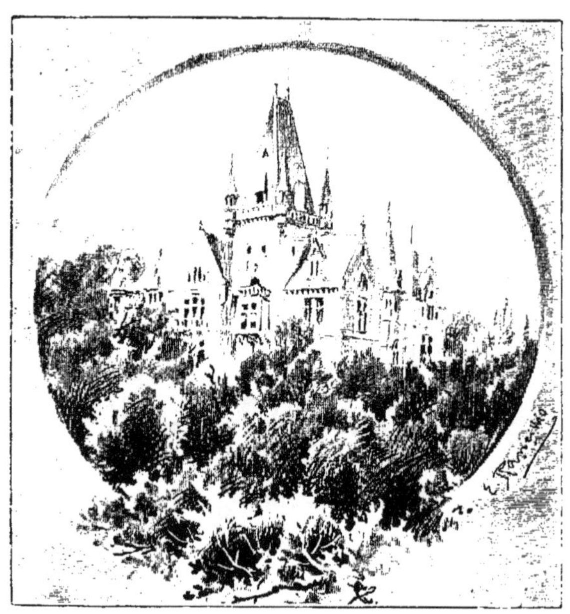

Château Solms.

allons faire une inspection des institutions curatives de Baden-Baden. Il faut que nous apprenions à connaître de plus près et à apprécier la ville dans sa situation ravissante, comme place d'eaux et de cure, aussi sans être malades.

Baden-Baden comme place d'eaux. (1)

Les sources chaudes de Bade appartiennent aux thermes de sel commun alcaliques; 20 sources de 44—69° C. fournissent presque un million de litres d'eau dans 24 heures. La somme de leurs ingrédients minéraux diffère dans les sources individuelles entre 22 et 30 parties. La composition est cependant partout la même. La source de la galérie principale, qui réunit plusieurs sources, se distingue par son contenu remarquable de lithium et d'arsenic. Elle fournit environ la moitié de toute la quantité journelle.

Les qualités les plus charactéristiques et importantes de toutes les sources thermales de sel commun de Baden sont leur haute température et l'absence de toute acide carbonique libre, de sorte qu'elles doivent être nommés des thermes de sel commun alcaliques doux et facilement digestibles, qui sont appropriés surtout à des constitutions irritables, tendres et peu résistibles, ainsi que pour des personnes avec les organes de digestion très sensibles et affaiblis.

La manière d'opérer des sources thermales de Baden, est, comme celle de toutes les sources de sel commun, dégageant et atténuant le flegme, animant, accélérant et réglant la digestion, augmentant considérablement l'excrétion par la peau et les reins, surtout la sécrétion des produits d'excrétion nicrogènes de l'échange de la matière: l'urée et l'acide urique, promouvant l'échange de la matière et la nutrition.

Si d'un côté l'opération favorable comme depuis longtemps des thermes de Baden contre la diathèse d'acide urique, de la goutte et de diverses maladies du même genre est fondée par leur contenu de sels de lithium, de l'autre côté leur contenu extraordinaire d'arsénic ouvre une nouvelle carrière d'efficacité aux thermes de Baden. Elle fournit en cas de maladies qui demandent un plus long traitement à l'arsénic en petites doses, un remède appréciable. Avant tout nous mentionnerons ici les maladies de malaria et certaines affections de la peau. En outre les sources chaudes de Baden sont employées comme cure d'eaux et de bains avec succès contre: toutes les formes de maladies chroniques et rheumatiques; toutes les formes de scrofulaires; dépôts goutteux, rheumatiques, scrofuleux et traumathiques;

(1) Pour une information précise nous référons à « Baden-Baden comme place d'eaux, ses moyens curatives, leur emploi et leur succès par le Dr. A. Frey, med. prat. à Baden-Baden», IIIme édition 1894 (IVme édition 1897). Prix broché M. 2.—, relié M. 2.70. Traduction anglaise par le Dr. Gilbert à M. 1.— (Baden-Baden chez Friédéric Spies.)

suite de blessures, lésions et fractures; syphilis constitutionelle; empoisonnements de métal chroniques; catarrhes chroniques des membranes muqueuses, des organes de respiration et de digestion; catarrhes chroniques du nez et de la gorge; catarrhes chroniques bronchials; catarrhes chroniques de l'estomac et dyssanterie; stase dans les organes abdominales; certaines maladies de reins; maladies du système des nerfs; certaines maladies de femme; maladies de peau; anémies et faiblesse générale, reconvalescence après des maladies graves.

L'eau thermale de Baden, surtout la source de la galérie principale, est bue de préférence le matin à jeun en quantités de 2—8 coupes (à 250 grammes) et au delà. Ordinairement on commence par deux coupes et monte selon le cas et le besoin en intervalles d'un ou plusieurs jours de 1 ou 2 coupes. Il y a des malades qui ne supportent l'eau qu'en petites quantités; ils ne la boivent que par gorgées dans des intervalles plus ou moins longues et reparties sur l'avant-midi ou sur toute la journée en distances proportionnées des repas principaux. Si l'on veut obtenir des effets locaux (comme pour des maladies de gorge, enrouement etc.), on boit l'eau en toutes petites quantités, par gorgée et en courts intervalles.

L'eau est prise chaude au puits pourvu que ça soit possible (entre 30—40°); en cas spécial aussi refroidie ou toute froide. Lorsqu'il est nécessaire on y ajoute des sels purgeants, des eaux minérales, du petit-lait ou du lait.

Des organisations de bains thermals se trouvent dans les hôtels de Bavière, Zähringer Hof, Hirsch, Baldreit, Darmstätter Hof, Stahlbad, au bain grand-ducal Frédéric et au bain de l'Impératrice Augusta.

L'institution modèle de bains «Bains Frédéric», qui jouit d'une excellente réputation, est sans pareil dans ses organisations hydrothérapeutiques et balnéothérapeutiques, ainsi que dans l'éducation soigneuse et convenable de ses domestiques. L'institution contient des bains à baignoires, des bains minéraux pour une ou plusieurs personnes; un bain électrique; des appareils pour l'inhalation de l'eau thermale reduite en poussière et des vapeurs thermales, douches de gorge à l'eau thermale chaude; départements pour le traitement à l'eau froide. Des arrangements grandioses en bains à vapeur russes, bains à l'air chaud, bains à nager de 15, 27, 34 et 38° C., des douches de toute espèce, température et hauteur de pression; des cabinets séparés pour bains à vapeur russes et bains à vapeur en caisson.

Des personnes spéciales pour massage et gymnastique salutaire, sont employées dans l'institution.

Dans la halle grand-ducale la source de la galérie principale est bue; en outre il y a là un débit d'eaux minérales étrangères les plus usitées; des cures au petit-lait de chévre et au lait de vache frais.

Les cures d'eaux et de bains peuvent être employées pendant toute l'année.

Le bain grand-ducal Frédéric est bien chauffé en hiver dans tous ses départements, corridors et halles.

Autrefois l'eau thermale de Baden fut employée principalement pour baigner et très peu pour boire. C'est seulement depuis que des analyses précises ont rendu compte du précieux contenu des ingrédients

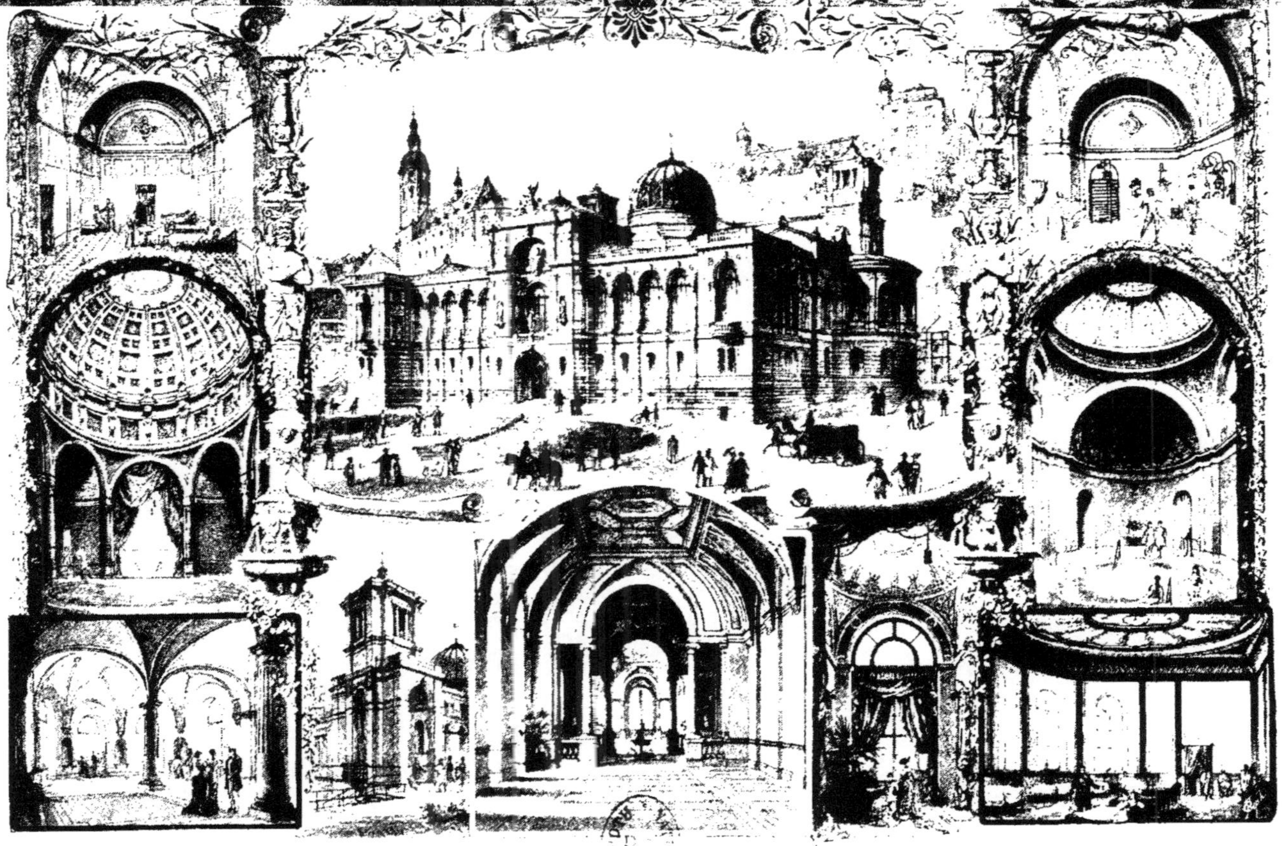

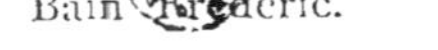

Bain Frédéric.

fermes, que les cures d'eaux à boire augmentent continuellement. — L'usage des bains Frédéric est à recommander aussi à ceux qui ne veulent pas faire une cure régulière de bains, car le bâtiment est construit magnifiquement, tant pour l'architecture que pour l'aspect pittoresque et les organisations de bains peuvent servir de modèle sous tous les rapports. Il n'y a pas un second bain en Allemagne qui puisse être comparé à celui-ci.

Au rez-de chaussée élevé, des deux côtés du grand vestibule qui est construit en style correct, se trouvent les bains à baignoires, qui sont d'une organisation élégante (des baignoires en marbre, enlacés dans le plancher avec des douches de pluie, des douches radiantes, dont la température peut étre réglée); les bains d'eaux minérales amères avec de l'eau minérale refroidie à 27°, qui constamment coulent par dessus du sable fin; le bain éléctrique avec un baignoire de cuivre et différents régulateurs du courant; deux grandes places pour le traitement à l'eau froide, des cabines à transpirer et un bain froid à douches de toute sorte; la salle pour l'inhalation de l'eau minérale reduite en poussière; une cascade d'eau thermale remplit toute l'espace de vapeurs d'eau pour obtenir un haut dégré d'humidité de l'atmosphère.

Un grand escalier avec des dispositions pittoresques nous conduit d'abord au deuxième étage et à la grande halle qui occupe toute la largeur du bâtiment, et dans laquelle sont placés les appareils de gymnastique salutaires d'après le modèle suédois. Aussi cette institution est la seule de son genre en Allemagne, elle peut servir de modèle dans ses dispositions, dans l'exécution et dans le nombre des appareils, qui sont mis en mouvement par la vapeur. Plus de 70 appareils pour des mouvements actifs et passifs et des influences mécaniques servent à des mouvements des bras, des jambes, du tronc, ainsi qu'à des mouvements d'ébranlement, de hacher, de pétrir et de frotter. La réputation de cette gymnastique suédoise est déjà si grande, les succès obtenus sont si importants, que des patients viennent de bien loin, spécialement pour l'usage de ces appareils et qu'ils reviennent chaque année.

A ces grandes galéries se joignent de derrière les fameux bains de société: bains à nager, bains à vapeur, bains à l'air chaud et bains à douche.

Le centre de ces bains communs est formé par le grand bassin à nager de marbre de Carrare, qui est situé sous une superbe coupole, à côté de ce dernier se trouve encore un grand bain d'eaux minérales amères. Ces bassins ont des températures qui diffèrent de 22 à 30 dégrés. A ce centre se joignent les salles pour se déshabiller et s'habiller avec des cabinets et des lits de repos.

Le bain à vapeur consiste de deux parties de température différente. La vapeur se développe de l'eau thermale tombant en gouttes: aussi les planchers sont chauffés par l'eau thermale qui passe à travers. La température peut être haussée à 50 degrés. Les bains à l'air chaud (bains romains irlandais) sont produits par des calorifères de Reinhardt et peuvent être portés à un haut degré de température selon qu'ils se trouvent en différentes hauteurs. A côté se trouvent les places pour frottement et pour massage. De là on arrive au bain du bassin froid et des douches, qui sont à la disposition en toutes formes et températures.

Dans un troisième étage vers derrière et dans la hauteur de la place du marché se trouvent les bains princiers, des bains à vapeur richement organisés pour des personnes nobles individuelles, de plus des bains à vapeur de seconde classe pour ceux qui ne peuvent pas ou ne veulent pas baigner en société, ainsi que des bains à vapeur en caisson, pour baigner tout le corps, à l'exception de la tête, ou certains membres et des douches à vapeur.

De même que les installations balnéo-thérapeutiques les arrangements architectoniques et les décorations artistiques, ce sont les dispositions techniques qui sont également excellentes. La longueur de toutes les conduites d'eau pratiquées dans le bâtiment s'élève à 4500 mètres. Dix réservoirs maçonnés existent avec un contenu de 400 m. c. pour recevoir l'eau thermale, dix réservoirs de fer pour l'eau de source froide et chaude sont pratiqués, tenant ensemble 94 000 litres. Il y a 63 appareils de douche. Une machine à vapeur de 6 hp. lève l'eau de douche jusqu'à la hauteur des tours d'eau, fournit la vapeur pour le chauffage des baignoires et met en mouvement les machines pour la gymnastique suédoise. L'eau thermale d'une température originale de 56° coule par tout le bâtiment par tuyaux, chauffe les murailles et les planchers, se refroidit par là et sert en suite à pourvoir les baignoires.

Au-dessus du portail principal du bain Frédéric nous lisons la sentence de Goethe :

Wunderwirkend strömt die Welle,
Strömt der heisse Dampf der Quelle ;
Mut wird freier, Blut wird neuer,
Heil dem Wasser, Heil dem Feuer !

Dans l'année de l'ouverture du bain Frédéric (1878) 66000 bains furent pris; l'année 1884 ils attaignirent déjà le chiffe de 102 000, et l'année 1889 113752. La fréquence accrût dans une telle proportion que le bain Frédéric montra bientôt ses proportions trop petites. Il ne resta donc rien que de s'occuper du projet d'un nouveau et second bain. Cela devait être un bain séparé pour les femmes, afin que le bain Frédéric restât exclusivement à l'emploi des hommes. C'est ainsi que le bain de l'impératrice Augusta prit naissance, qui se trouve immédiatement à côté du bain Frédéric et est même en connection avec ce dernier par une voie de communication souterraine, dans laquelle se trouvent les conduites d'eau et de vapeur communes aux deux établissements. En mars 1890 la construction fut commencée. Après trois années de construction l'oeuvre était complète et fut ouvert le 28 juin 1893 en présence des personnages de marque et de beaucoup d'hôtes nobles qui en partie étaient venus de Berlin, etc. pour y assister.

Au vestibule sont placés les bustes de L. A. R. le grand-duc et la grande-duchesse ; à la muraille se trouvent deux tableaux, représentant les promenades favories de l'impératrice Augusta à Bade. Dans une niche est le buste colossal de l'impératrice Augusta, travaillé en marbre carrare par Moest. Les cabinets de bain, la salle d'attente, les salles

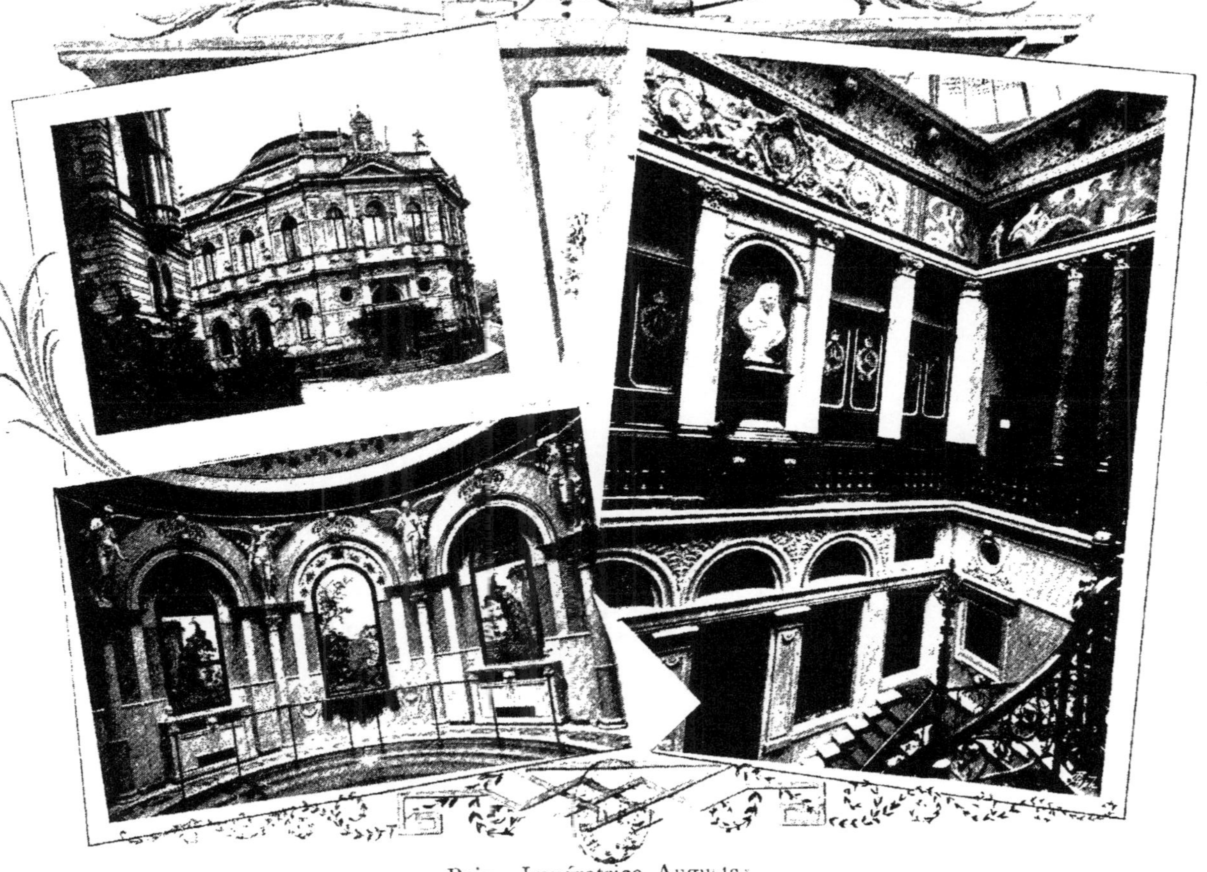

Bain «Impératrice Augusta».

de repos, les cabinets de déshabillement et d'habillement sont arrangés avec tout le confort et avec tout ce que le baigneur peut désirer. Les salles de la gymnastique suédoise sont singulières. A droite de l'entrée se trouvent 7 bains séparés (un bain éléctrique, deux bains d'eaux minérales et quatre baignoires). Le corridor conduit aux départements de la gymnastique suédoise qui se compose d'une antichambre, de deux grands salons et d'un petit appartement plein d'appareils, ainsi que d'une salle de repos. Dans l'étage supérieur il y a trois grands bains d'eaux minérales de société. Un bain d'eau chaude, un bassin à nager, deux bains à l'air chaud, un bain à vapeur, une place pour le frottement, un lieu de douche avec un bassin rond, un endroit pour des demi-bains à deux baignoires avec les espaces nécessaires pour se déshabiller et pour se reposer. Il y a de la place pour 38 baigneurs en même temps. Cela donnerait la possibilité de placer 380 baigneurs par jour. En connection avec les trois établissements de bains — bain Frédéric, bain de l'impératrice Augusta et bain National — est construite une institution de blanchissage centrale avec une maison contenant la chaudière et des opérateurs à vapeur. Les dépenses pour le bain Augusta s'élevaient à un million.

Il reste encore à parler du vieux bain à vapeur qui est arrangé pour des personnes à prétentions modestes. Outre ce dernier il y a encore le nouveau bain national qui offre le quartier et la pension pour 100 indigènes. En outre il y a dans 10 hôtels 200 baignoires a leur disposition, dans le »Stahlbad« spécialement des bains à acier.

Il y a encore toujours de nouveaux projets d'établissements de bains grand-duçals qui doivent être exécutés pour faire la concurrence à d'autres places d'eaux. En premier lieu il y a des bains de marais dans le style de Franzensbad et de Carlsbad, de plus les bains d'acide carbonique (c'est à dire des bains à baignoires imprégnés d'acide carbonique), ainsi qu'un inhalatoire pour la respiration des vapeurs de la source chaude.

Le nombre des buveurs d'eau n'est pas à constater, pas même à peu près, attendu qu'il y a beaucoup qui ne visitent pas la halle, mais qui profitent de l'occasion bien-venue qui leur est offerte dans différentes parties de la ville où il y a des puits à l'eau chaude au service de tout le monde.

A côté des établissements de bains grand-ducals se trouve encore un grand nombre d'institutions de santé dans la ville. Nous nommons avant toute autre **l'établissement pneumatique** de Messieurs les Dr. et conseiller de santé Schliep, Dr. et conseiller de médecine Baumgartner, Dr. Frey et Dr. v. Hofmann, sous la direction du premier. L'établissement est situé sur la hauteur dans un jardin à la »Kaiser Wilhelmstrasse«. L'air le plus pur est reçu ici par syphon et pompê moyennant un moteur à gaz de 6 hp. sous deux cloches de 10 m. c. de contenu. La pression moyenne est de 1,4 atm. ou 30 m. c. de pression supérieure de vive-argent. Le changement d'air s'élève à 100000 litres par heure. Les séances dans cet air comprimé et chauffé durent environ deux heures. Cinq minutes suffisent pour renouveler l'air dans la cloche.

La ville de Baden-Baden possède en outre trois sanatoires. Le **sanatoire des docteurs Frey-Gilbert** du côté de l'ouest de la ville est situé près de la gare dans un beau parc : c'est une petite colonie de villas consistant d'une maison principale, d'une maison succursale, de la maison suisse et de la villa.

L'établissement dispose en tout de 70 lits. La distance de la salle de conversation n'est que de quelques minutes. La partie supérieure du parc est attenante à la promenade de la forêt du Friesenberg. Une cure individuelle, seulement d'après une méthode, n'est pas suivie. Toutes les méthodes de traitement (hydrothérapie, électrothérapie, massage, gymnastique de santé, prescriptions de diète, etc.) qui sont sanctionnées par des autorités médicales, sont mises en emploi selon les différents cas de maladie.

La maison de cure Annaberg (ci-devant sanatoire le Maistre), dont le propriétaire est le conseiller de la cour Dr. Suchier, est située solitairement sur le côté d'est de la ville, bien loin du centre de la circulation, et aborde au chemin forestier du mercure. Elle a environ 60 chambres pour les étrangers et des salles de réunion élégamment ajustées. Les installations pour le traitement des malades se composent de celles pour hydrothérapie, électrothérapie, thérapie d'inhalation, massage, gymnastique et traitement diétique.

Le sanatoire «Quisisana» pour des femmes malades et convalescentes du conséiller de médecine, Dr. Baumgartner, au dehors de la ville, rue Bismarck. Cette institution reçoit des personnes de toutes les classes, aussi des hommes. Elle est accomodée avec le plus grand confort, offre une pension complète, ainsi que le traitement médical (aussi chirurgien) dans la maison même. La situation est si belle, que «Quisisana» est visité par beaucoup de personnes comme lieu d'aérothérapie ou pour recréation, sans qu'ils se soumettent à un traitement spécial. Le bâtiment qui ressemble à un château, offre beaucoup de place et est un modèle dans toutes ses accomodations.

Non loin de «Quisisana» au jardin zoologique se trouve **l'établissement sanitaire pour des malades des nerfs ainsi que de morphium et d'autres malades de la même catégorie** par le Dr. Otto Emmerich, un établissement bien visité. — Pour la méthode de guérison à l'eau et à la nature il se trouve tout près de là **l'institut Malten** (genre Kneipp). Nous citerons encore un **institut de gymnastique sanitaire suédoise de Kellgren,** de plus différents masseurs et masseuses et **la clinique oculaire du Dr. v. Hoffmann.**

Il y a plus de 30 médecins pratiques ici ainsi que environ six dentistes.

Les conditions climatiques de la vallée de l'Oos sont extrêmement favorables. De hautes montagnes protègent contre le vent du nord et de l'est; les forêts environnantes rendent l'atmosphère riche d'ozone. La ville est située à 214 mètres au-dessus du niveau de la mer, la température moyenne de l'année est de 9,36° C., la pression moyenne atmosphérique 743,70, la pression de vapeur 7,5, la moyenne humidité 79%. La hauteur moyenne de la température des derniers 10 ans est :

Janvier	Février	Mars	Avril	Mai	Juin	Juillet	Août
0,56	2,11	4,89	8,91	11,56	16,03	16,96	17,52

Septembre	Octobre	Novembre	Décembre
14,28	9,11	4,19	0,32

Le climat de Baden-Baden est donc très doux et remarquable par sa constance et son lent changement de température. Les courants d'air sont rares et peu violents, l'humidité est modérée. L'effet que cela exerce sur les nerfs est calmant et égayant. Cette douceur du climat s'exprime dans la végétation luxurieuse et dans la prospérité des plantes du sud en plein air. Le puissant développement des châtaigniers, mûriers, amendiers, magnoliers, lauriers roses, conifères exotiques est un assez bon témoin de ce que l'hiver n'est pas rigoureux et de peu de durée. Le chauffage naturel du sol par les sources chaudes augmente encore la douceur de l'hiver. De toutes les stations météorologiques du grand-duché Baden-Baden compte le plus grand nombre de périodes de plein calme.

Baden-Baden est donc aussi un séjour d'hiver déjà bien renommé et de plus en plus fréquenté.

Promenades autour de la ville.

Les environs les plus voisins nous les avons déjà en partie décrites à l'occasion de notre tour à travers la ville. Des promenades de courte durée existent en grand nombre; de tous les côtés et sur toutes les hauteurs il y a d'excellents sentiers et chemins carossables et le charactéristique de ces petites excursions est, qu'on peut les faire sans aucun inconvénient et qu'on jouit à chaque point d'une autre vue, toujours plus belle et avec une variété incroyable de paysages.

La première promenade qu'on entreprend sera toujours celle à l'allée de Lichtenthal et à Lichtenthal même Il y a des omnibus qui font ce tour régulièrement mais le chemin est si court et si beau, que nous préférons le faire à pied. L'allée de Lichtenthal est le rendez-vous du monde élégant; on y trouve aussi le club international et la place du lawn tennis. Dans les heures de l'après-midi et du soir a lieu ici un corso de voitures, de cavaliers et de piétons. La plus vieille et la plus longue partie de l'allée est formée par de très vieux chênes, parmi lesquels se trouvent des exemplaires magnifiques; plus au loin elle est allongée par une allée d'érables. Des villas charmantes se font voir à droite et à gauche; elles s'étendent jusqu'à Lichtenthal, de sorte que cet endroit est déjà complètement réuni avec les faubourgs. A l'endroit où l'allée d'érables commence, derrière le soi-disant pont en chaines, on voit l'arbre historique, près duquel ent lieu en 1861 l'attentat sur le roi Guillaume. L'arbre est à reconnaître par ce que son tronc a dû être enveloppé, pour le protéger contre des collecteurs de reliques.

Dans l'allée de Lichtenthal aboutissent deux petites vallées; d'abord près de la maison de l'allée à droite la vallée qui conduit le long de la Fermersbergstrasse sur les hauteurs. C'est ici qu'un nouveau et très beau quartier est en train d'être bâti, qui à droite de la rue Bismarck

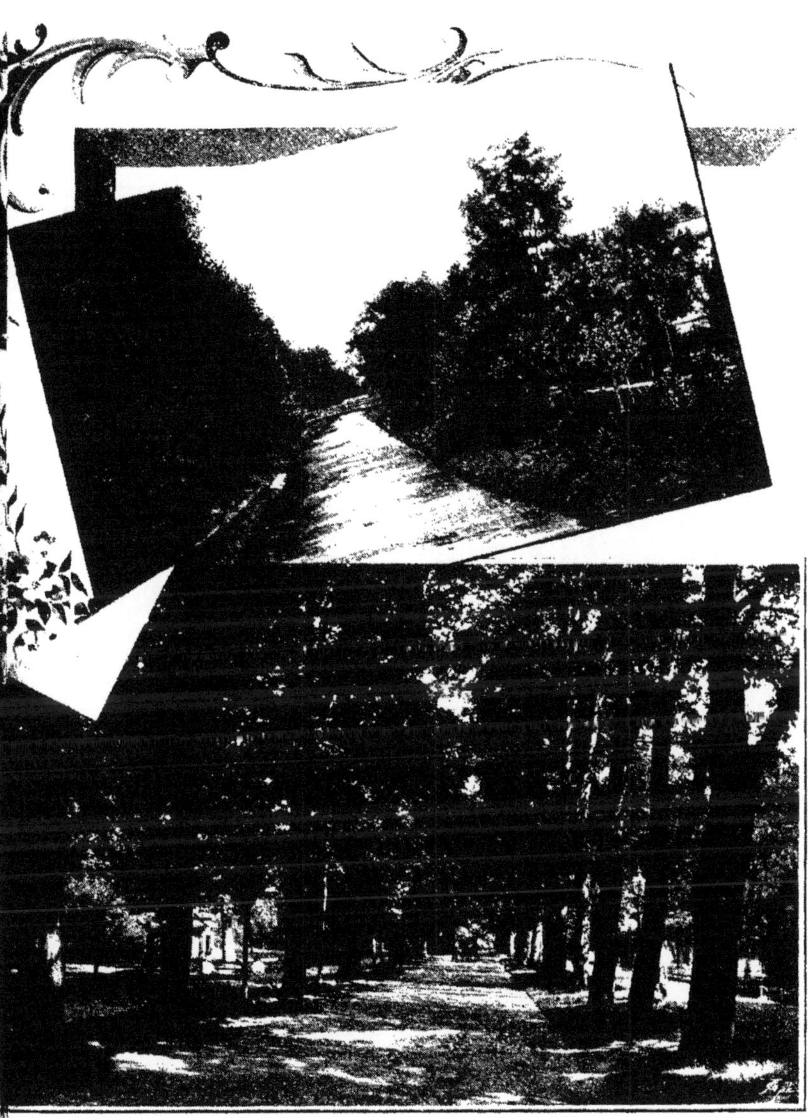

L'allée de Lichtenthal et l'Oos.

allonge dans la hauteur et de là près de la maison leineck (Krupp) reconduit dans la ville. C'est ici que se rouve également le magnifique Hôtel du Parc sur une auteur modique et en situation calme et riche de vues au milieu d'un beau parc. La vallée contient un nombre de illas élégantes, plus loin au bord de la forêt l'établissement e petit-lait sous l'administration de la commission des ains et encore plus haut le charmant Schirmhof avec n grand parc. A droite de la Bismarckstrasse nous oyons le Sanatoire Quisisana, bâtiment ressemblant à un hâteau. En tournant le long des anciens villas de Viardot-Garcia et de Turgenjew, cette dernière il y a peu de temps encore en possession du comte Auguste de Bismarck et appartenant maintenant à Madame Augusta Kaiser-Eichrodt, n montant par la Fremersbergstrasse, on parvient à l'imposant hôtel d'aérothérapie «Impératrice Elisabeth». L'hôtel st situé à droite sur le sommet de la colline, près du bord le la forêt et en bas dans la rue la pension Waldeneck avec un jardin, également avec la vue sur la ville et e Mercure. Encore plus haut se trouvent les hôtels l'aérothérapie Früh et Korbmattfelsenhof au milieu de la forêt, mais avec une vue libre sur le mercure. En rentrant l'ici par la belle voie carossable à la ville, on arrive en tournant à droite au café bien visité de Gretel avec un hôtel d'aérothérapie, qui jouit d'une vue magnifique sur la allée de l'Oos. Sur la colline située en face derrière l'établissement de laiterie, s'élève une autre colline où se trouvent au-dessus de la villa Mariahalden (ci-devant Siemens) avec un superbe parc, la Léopoldshöhe, une promenade favorite de l'impératrice Augusta. C'est ici que son auguste fille Louise devint la fiancée du grand-duc Frédéric de Baden.

En quittant la Léopoldshöhe et allant vers le sud on arrive dans la ravissante vallée de Gunzenbach. La vallée est située tranquille et isolée au pied de la montagne St.-Cécile. On a ici le restaurant et la pension bien recherchés »Gunzenbach-Hof«.

Nous retournons ensuite à l'allée de Lichtenthal et nous entrons dans la partie supérieure, l'allée d'érables. La riante vallée de Lichtenthal était de tout temps un séjour favori des artistes et surtout des musiciens. Clara Schumann possédait une villa ici, Brahms demeurait plusieurs mois de l'année ici et y composait entre autres sa symphonie en ré-majeur, J. Rosenhain possédait une villa ravissante qui était le rendez-vous des artistes. Meyerbeer a composé ici le 4me acte des Huguenots, Littolff, Reyer demeuraient dans la Croix et au bain Ludwig, Dessoff dans le Löwengarten. L'atmosphère est donc ici bien musicale. Lichtenthal est déjà visitée au printemps par beaucoup d'étrangers qui prennent un séjour plus long.

Le plus proche de la ville il y a l'ours (Bär) avec un superbe jardin, plusieurs dépendances et un grand pavillon au jardin. Quelques pas plus loin est le bain Ludwig, également une pension très recherchée avec une grande salle à manger. Des bains ferrugineux et des bains de rivière se trouvent dans la maison. Immédiatement à côté est la Croix, avec une pension simple, mais bonne, au milieu du village est le Lion (Löwe) avec grand jardin et salle à manger. Quelques auberges de second ordre et des pensions recommandables ne manquent pas à Lichtenthal. Derrière l'endroit la rue se sépare et conduit à droite à Géroldsau et à la cascade, à Neuweier et Steinbach, à gauche à Oberbeuern, à la pisciculture et au château Eberstein.

Lichtenthal tire son nom du grand couvent qui fut fondé en 1245 par la petite-fille de Henri le Lion, la margravine Irmengarde. Le couvent renferme son tombeau ainsi qui ceux de beaucoup de princesses badoises qui prirent le voile. Lors de l'expulsion des ordres religieux en Bade (1802) le couvent de Lichtenthal, comme celui du Saint-Sépulcre de Baden, fut respecté, parce que son histoire était intimement liée à celle de la maison princière. Le couvent de Baden fut chargé d'instruire les enfants et de former des soeurs institutrices. Celui de Lichtenthal est occupé par l'orphelinat fondé par Stulz. L'établissement n'est jamais ouvert au public, sauf pendant la visite d'un membre de la famille régnante. Des cartes d'entrée sont délivrées dans le parloir. On peut voir la chapelle où se trouvent les tombeaux des membres de la famille royale. La dernière personne qui y fut enterrée est la duchesse d'Hamilton, princesse Marie de Bade, qui mourut en 1888. Un somptueux cortège accompagna la princesse à sa dernière demeure; il était conduit par le grand-duc Frédéric et le roi de Saxe.

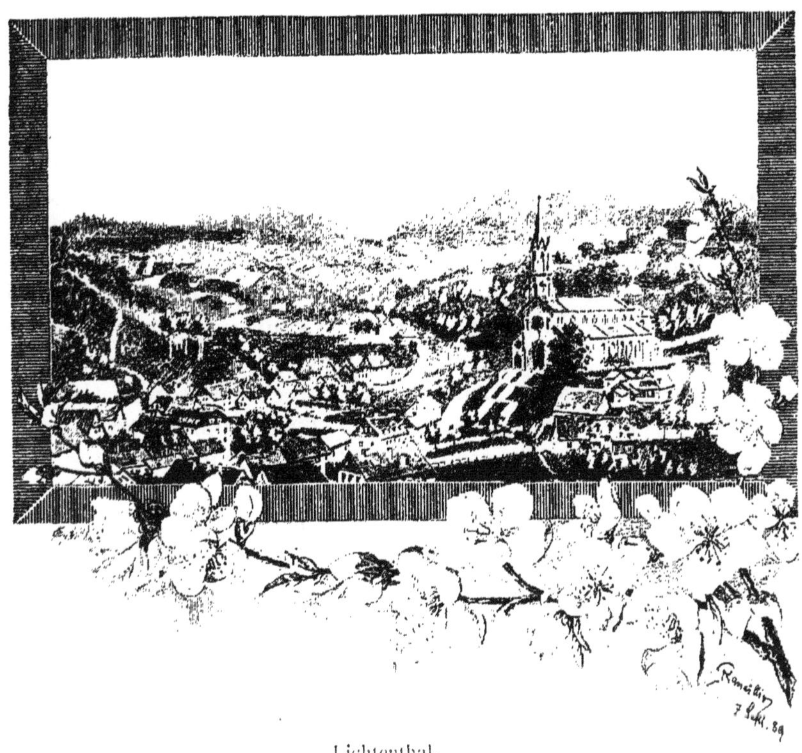

Lichtenthal.

Non loin de là sur une hauteur s'élève une nouvelle église, construite par Dernfeld dans le style roman. La rue qui passe devant l'église, conduit au château de Seelach que le comte Chreptowitsch fit édifier dans le style français. Plus bas se trouve un bon restaurant d'où la vue sur les vallées de l'Oos et du Rhin est splendide.

Lichtenthal est située au pied de la sombre «Montagne Ste-Cécile», couverte de sapins. Au sommet, cette montagne est sillonnée de sentiers d'où la vue est superbe. En traversant la montagne, on peut gagner à droite la vallée du Gunzenbach, et plus à l'ouest le Sauersberg, sur le chemin de raccordement qui est praticable aux voitures et très agréable aux piétons. A gauche du Mont Ste-Cécile, un sentier facile permet de regagner la vallée en passant par le «Moulin de Géroldsau».

Pour retourner à Baden, nous ne prendrons point l'allée de Lichtenthal, mais le chemin vicinal qui aboutit à la Lichtenthalerstrasse. Arrivés à la villa Merck, autrefois résidence d'été de la princesse Elisabeth de Bade, nous-tournons à droite; le chemin qui passe devant la ravissante villa Rosenhain conduit aux fermes de Eckhöfen, solitaires et cachées dans un chainon du Mercure. D'ici on arrive facilement au Mercure. — Mais nous prenons à gauche le chemin de la ville, qui traverse d'abord une petite forêt et nous conduit à la montagne Ste-Anna, d'où l'on jouit d'une vue superbe sur le château, les montagnes environnantes et la vallée. Deux bons restaurants y sont installés. C'est un peu plus bas que se trouve le magnifique réservoir où se déversent les eaux de toutes les sources environnantes, à la hauteur de la Scherr; des canaux souterrains les conduisent à Lichtenthal et alimentent la ville d'une eau potable très fraîche.

Un peu plus bas que le réservoir se trouvent l'établissement de bains »Annaberg« et à gauche, le nouveau cimetière, qui date d'une cinquantaine d'années. C'est un véritable parc, avec de superbes bouquets d'arbres et de grandes allées. Il renferme de très belles tombes sorties de la main de bons artistes; d'abord le monument de la princesse Féodora de Hohenlohe, demi-soeur de la reine d'Angleterre, celui du poète Ludwig Robert, du compositeur Adolphe Jensen, de la cantatrice Anna Zerr, de la célèbre harpiste von Eichthal-Krings, des peintres de la cour Saal et Grund, etc. La chapelle, en forme de rotonde, est l'oeuvre de Hübsch. La halle des morts est adossée à la chapelle.

Du cimetière, on arrive au faubourg de Lichtenthal en passant devant la Villa Borchardt (autrefois Hahnenhof) et le grand dépôt des bières de Sinner. Nous suivons l'agréable chemin qui longe le réservoir et nous descendons la vallée jusqu'à la solitaire Allée des Soupirs qui aboutit au Bosquet appelé le »Steinwäldchen« ; on peut aller ainsi, sous un toit de verdure et d'ombrage jusqu'à hauteur du Vieux Château. En remontant la vallée, on peut arriver à la «Chaire du Diable» et au Mercure. Au pied de l'Annaberg, à droite du chemin se trouve la jolie Auberge de l'Aurore, adossée à la forêt; à quelques pas de là, sur la route carossable qui conduit à la Chaire du Diable l'établissement balnéaire »Waldschlösschen«, très transquille au milieu de la forêt.

Nous n'étendrons point notre promenade dans cette direction; nous prendrons le Chemin des Turcs qui conduit au Nouveau Château, et nous rentrerons en ville.

A hauteur du pont, devant le Badischer Hof, une rue nouvelle conduit à la colline et gagne la vallée en passant entre le Stand et le Bayrischer Hof. Si nous nous rendons dans la vallée du Rhin en passant par la Rheinstrasse, nous trouvons d'abord la Chapelle des Trois Chênes, avec un superbe tableau de la vierge, puis le village de Badenscheuern où l'hôtellerie et les vins de Friton (Anker) sont

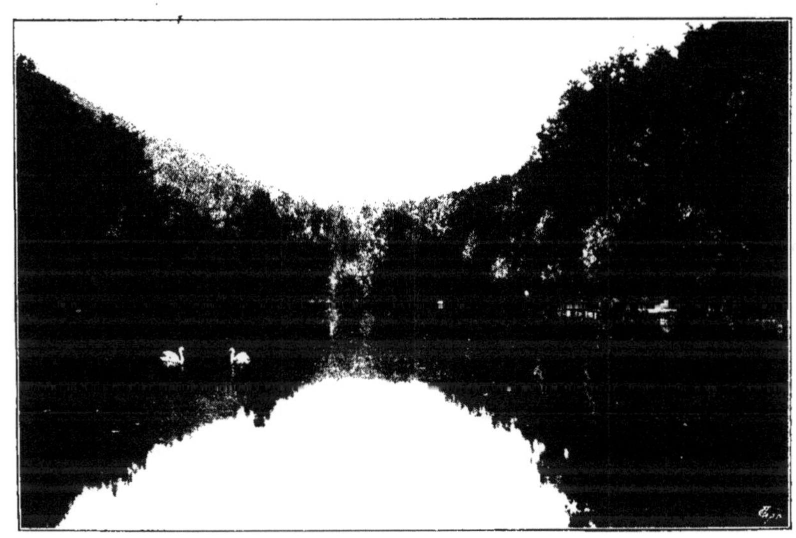

Le Lac »Waldsee«.

renommés. A quelque distance et en avant du village s'ouvre une petite vallée «le Dollen», par laquelle on peut revenir à la Halle de Gymnastique en passant par le Balzenberg, d'où l'on jouit d'une vue ravissante sur la ville et les vallées voisines.

On peut faire aussi une agréable promenade en suivant la rive gauche de l'Oos jusqu'au petit lac de Waldsee; pour y arriver on peut traverser l'ombreuse forêt de hêtres du Friesenberg, ou mieux encore passer par le Mont St.-Michel et la Chapelle grecque. A différentes hauteurs on trouve à droite du Friesenberg, des chemins parallèles garnis de poteaux indicateurs et de bancs. Le Waldsee a été entouré par la main des hommes de groupes d'arbres pittoresques et de rochers ; il réunit en un grand bassin les eaux du Fremersberg. Du lac on peut, soit en allant directement par la ferme du Fremersberg, soit à droite par la montagne, ou à gauche par une gorge escarpée et la Fontaine des Frisons, regagner la Beutigstrasse qui conduit à la ville. Mais si nous faisons un petit détour, en laissant à droite la Beutigstrasse nous montons au Friesenberg, aux Trois Chênes (Huttes où l'on peut se reposer) et nous pourrons descendre à la Chapelle grecque. Si, au contraire, nous suivons la Beutigstrasse jusqu'au Korbmattfelsenhof, nous arrivons, en prenant la rue à gauche sur le Korbmattfelsen qui domine toute la vallée. Nous descendrons par la Villa Mariahalden, l'Yburgstrasse, et la Villa du prince Menschikoff et nous retomberons dans l'allée de Lichtenthal.

Nous aurons ainsi fini notre excursion autour de la ville, après une promenade de plusieurs heures, et nous serons étonnés de la quantités de superbes panoramas qui se seront ouverts à nos yeux, toujours nouveaux, toujours changeants, sans que nous ayons eu à gravir de pentes trop roides, sans que nous ayons fait de grands détours. Tous ces points de vue sont près les uns des autres et facilement accessibles, même aux personnes qui n'aiment point trop marcher.

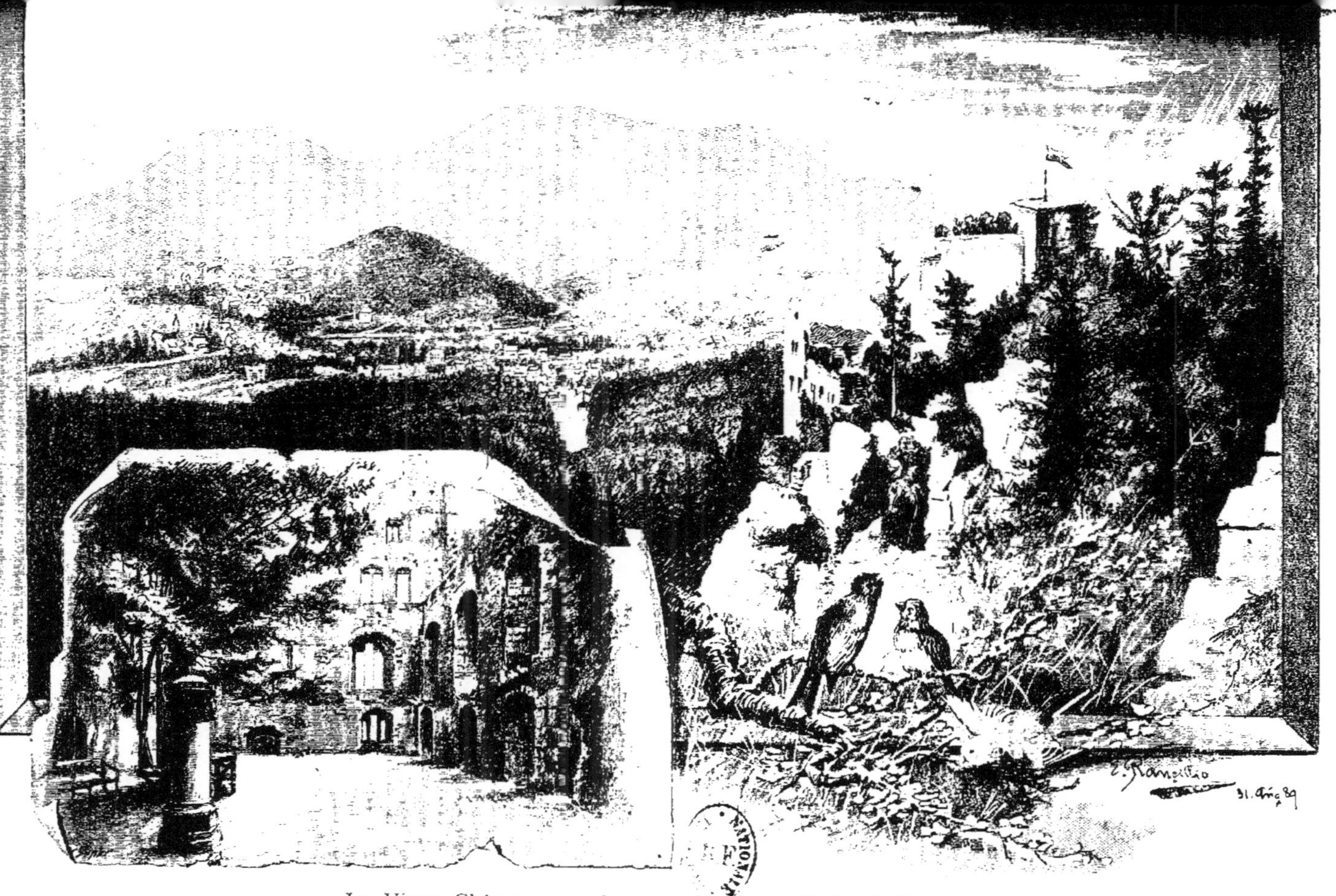

Le Vieux Château avec le coup d'oeil sur Baden-Baden.

Excursions dans les environs.

C'est toujours par une excursion au **Vieux Chateau de Hohenbaden** que le touriste commencera quand il aura visité la ville et parcouru les alentours. Naturellement on peut s'y rendre en voiture comme à tous les points que nous avons énumérés ci-devant; les chemins sont bien entretenus et n'ont pas de pentes trop rapides. Cependant il faut autant de temps pour faire le trajet en voiture qu'à pied ($^3/_4$ d'heure). On n'économisera donc pas de temps en prenant une voiture. D'ailleurs, les sentiers au travers de la forêt sont si agréables que nous recommandons plutôt de les prendre.

Du Nouveau Château on suit le chemin qui monte directement au grand Chêne, où une pierre rapelle la mémoire du comte Brüssel, on peut ici, faire une première halte dans la hutte qui se trouve à droite du chemin. Puis on continue à monter directement. On peut, si on en a le temps, aller se reposer dans la »Sophienhütte«, à quelque distance et à gauche du chemin, dans la forêt. A l'endroit où le sentier croise la route, se trouve une fontaine avec une eau de source excellente; on l'appelle l'Eberbrunnen. Un peu plus haut, on traverse la route de nouveau; le sentier, à gauche, devient plus raide, mais il nous conduit bientôt devant les imposantes ruines du Vieux Château, l'ancienne résidence des margraves, de 1260 à 1479. De 1479 à 1689 le château était le lieu de retraite des veuves des margraves. Il a donc servi de résidence princière plus de 400 ans, jusqu'à ce qu'il fut détruit par les Français. Le margrave Hermann II construisit le donjon supérieur, la partie la plus ancienne, avec la tour du guet; le margrave Bernard Ier fit bâtir, un siècle plus tard, le beau palais inféreur, avec la salle des chevaliers; le margrave Jacob Ier y ajouta un 3e bâtiment qui forme une petite cour avec les deux premiers. C'est dans la tour, paraît-il, qu'est né le margrave Bernard, qui fut canonisé.

Comme le château date d'une époque très reculée, il n'est point remarquable par son architecture, comme le château renaissance d'Heidelberg, mais il est imposant par ses formes massives, ses solides murailles et ses fortifications dans la partie ancienne : c'est un véritable château-féodal du moyen-âge. Son principal attrait est sa superbe position et la vue ravissante dont on jonit. C'est un panorama incomparable qui se déroule sous nos yeux. Déjà de la première galerie de la construction de Bernard Ier, où se trouve la harpe d'Eole, l'aspect de la vallée de l'Oos est vraiment pittoresque, mais il est bien plus imposant encore quand on monte à la deuxième galerie dans le château d'Hermann II.

On domine toute la vallée de l'Oos, les hauteurs qui séparent la vallée de la Murg de celle du Rhin. La vue s'étend même jusqu'aux Vosges. Si l'on monte au faîte de la tour, on aperçoit, avec une bonne longue vue, la cathédrale de Strasbourg. Par de beaux clairs de lune, la visite du vieux château offre un charme tout particulier. Les pâles rayons de la lune qui glissent sur les ruines et sur la vallée de l'Oos, en formant par ci et par là de grosses taches d'ombre, donnent à tout ce coin un aspect féerique qui forme un contraste singulier avec l'éclat incomparable de la maison de conversation éclairée par mille lumières. De la galerie du vieux château, on entend parfaitement la musique du kiosque, dans les soirées tranquilles. On donne parfois des fêtes de nuit dans les ruines qui sont illuminées pour la circonstance; des musiques militaires, des chorales s'y donnent rendez-vous. Un bon restaurant, avec plusieurs pièces, est installé dans le donjon; un superbe salon est aménagé pour recevoir les personnages de marque. Mais quand le temps est beau, on préfère se restaurer au dehors, soit dans la cour du donjon, soit sur la grande terrasse devant de château.

Derrière le vieux château s'élèvent de hauts et pittoresques **groupes de rochers** d'aspect fantastique. C'est le seul endroit de toute la région où le porphyre se rencontre en si grandes masses; toutes les autres montagnes, dans la vallée de l'Oos ont leur sommet arrondi et sont couvertes de forêts.

La visite de ces rochers est recommandée à tous les touristes. L'excursion est d'ailleurs très facile. Si l'on est pressé, on peut monter l'escalier assez rapide qui commence derrière le château et qui aboutit à un plateau de rochers où devait s'élever une tour du guet déjà du temps des Romains. Le panorama est à peu près le même que celui de la tour du château. Mais il est préférable de contourner les ruines du château par le large chemin qui borde les rochers On peut ainsi mieux juger de leur imposante hauteur. Leur aspect singulier, groupes crevassés, en forme de colonnes, gros blocs entassés les uns sur les autres, enchevêtrement chaotique de formidables masses de rochers fait croire à une catastrophe qui se serait produite probablement quand les sources chaudes se sont fait jour. On croit voir devant soi les effets d'un violent tremblement de terre. A mi-chemin, un petit sentier, taillé dans le roc, au milieu de ce labyrinthe, conduit sur la hauteur. Puis on reprend le chemin du vieux château qui conduit, à gauche au pont de rochers, le plus beau point de tout le groupe. La vue qui s'étend au sud dans la vallée et sur le Mercure est réellement splendide.

On arrive bientôt au château, et on continue à suivre la route jusqu'à Ebersteinburg (1/2 heure du château) où se trouve l'«Hôtel de la Couronne» Etablissement d'aérothérapie.

Le village d'**Ebersteinburg** est situé sur le Haut-plateau qui forme la ligne de partage des eaux de l'Oos et de la Murg. En quelques minutes, on arrive aux ruines remarquables du **Château de Alteber-**

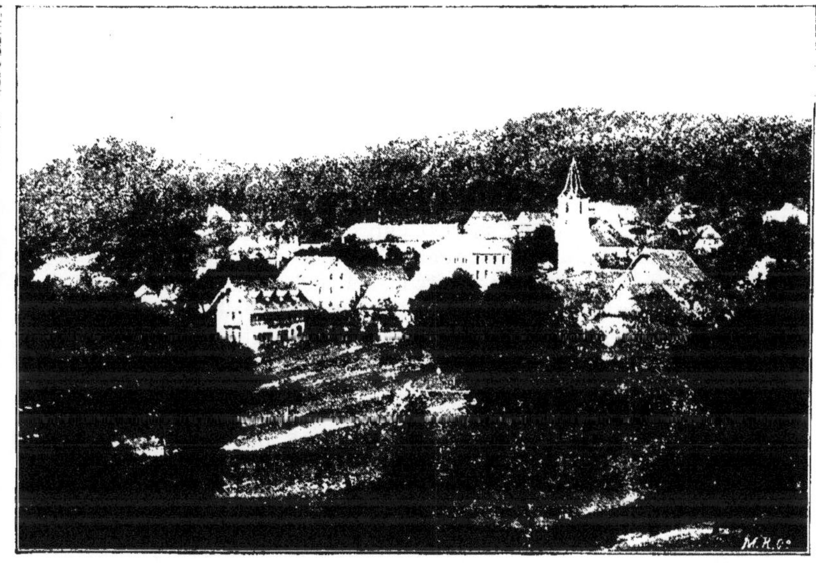

Ebersteinburg.

stein, la résidence première de la maison des comtes d'Eberstein. Ces ruines sont moins importantes que celles de Hohenbaden; mais elles sont intéressantes par leur situation pittoresque sur le penchant de la vallée du Rhin qu'on peut d'ailleurs découvrir de là à une grande distance. Si l'on monte dans le vieux donjon, on domine aussi la vallée de la Murg. Un restaurant est établi dans les ruines.

D'Ebersteinburg, on peut se rendre en peu de temps aux **Roches brûlées** et à la **Gorge du Loup.** Les roches brûlées, analogues, quand à l'aspect, au Pont de rochers, sont toutefois moins importantes. Elles se trouvent dans la vallée de la Murg et offrent une nouvelle échappée vers le Nord. De là, en descendant la nouvelle route, à droite, on arrive à la Gorge du Loup; c'est une fente profonde et pittoresque qu'on peut traverser facilement et en peu de temps. On reprend le chemin de la Ville en passant devant l'auberge de la Wartburg, sur le Plateau de la **Chaire du Diable,** qui fut probablement un lieu de Sacrifice à l'époque païenne. Une pierre commémorative y a été érigée en mémoire de la dernière visite de l'Empereur Guillaume Ier qui aimait à s'y promener. En face, mais plus haut, à la **Chaire de l'Ange** s'élève une croix de fer que la grande-duchesse Louise fit dresser, en souvenir de la guérison de son auguste époux. On peut ensuite rentrer en ville par les sentiers qui descendent dans la forêt, soit en traversant le Hungerberg, par la route du Vieux Château, soit par le chemin de la Steinwäldchen qui aboutit à l'allée des soupirs. C'est ce dernier qui est le plus agréable.

Les touristes bons marcheurs peuvent faire, dans la même excursion, l'ascension du Mercure. Arrivés à la Chaire du Diable, ils montent directement par le sentier qui les conduit en 3/4 d'heure au sommet de la Montagne. Le **Mercure** est le point culminant des environs (672 m), mais il n'est point difficile à gravir. La montagne tire son nom d'un relief avec la tête de Mercure et d'un vieil autel romain en pierre qu'on a trouvés dans des fouilles faites à Baden et qu'on a transportés sur la montagne pour y servir de borne. Ce relief porte une inscription qui rappelle qu'il a été dédié au Dieu Mercure en l'honneur de la divine maison impériale par Handelsmann Valerius Prusco. (In H. D. D. Deo Merkur. Merc. (Va) L. Pruso.)

De la tour (haut de 21 mètres) qui s'élève au sommet du Mercure, on jouit d'un merveilleux panorama (l'album-panorama se trouve à la Librairie Spies, 80 Pf.). On aperçoit au sud les hauteurs de Baden et le Hornisgrinde à l'Ouest, les Vosges jusqu'au ballon de Guebviller, au Nord les Monts du Palatinat jusqu'à Neustadt, l'Odenwald jusqu'à Meliboeus, à l'Ouest la Forêt-Noire würtembergeoise avec le Hohloh; on domine aussi les vallées de la Murg, de l'Oos et du Rhin, de Strasbourg jusqu'à Spire.

A côté de la tour, se trouve un restaurant, qui vient d'être agrandi et embelli. Le projet de relier le Mercure à la ville par un chemin de fer à crémaillère qui aurait passé par le Battert, se serait prolongé jusqu'à Gernsbach et Wildbad et qui aurait permis d'installer au Mercure un grand établissement pour les malades, a échoué pour des raisons financières. Mais il n'est pas impossible que le projet soit de nouveau étudié et mis à exécution.

Pour la descente, on peut prendre différents chemins; d'abord celui du «**Binsenwasen**» dont l'arête sépare le grand et le petit Mercure (ou Stauffenberg), qu'on descend en ligne droite jusqu'à la chaussée qui conduit sur l'Annaberg, puis celui de l'Eck et de l'Hahnhof par la Falkenhalde et le Schafberg, ou bien encore la route qui va à Müllenbild par Binsenwasen. C'est ce dernier chemin qu'on prend quand on vient au Mercure en voiture. C'est le plus long, mais il est très commode. A **Müllenbild,** cinq routes se réunissent: 1° celle du Mercure au petit Staufenberg; 2° celle du Château d'Eberstein; 3° à droite la route forestière qui longe la crête et qui va à Forbach, 4° une route carrossable qui suit la vallée et qui va à Baden par Oberbeuern et Lichtenthal, et 5° la route qui descend à Gernsbach.

Le choix est difficile. Si l'on retourne à Bade, on arrive par une petite vallée solitaire au **Grand Etablissement de pisciculture de Gaisbach,** excursion favorite des habitants de Baden. Dans le pittoresque

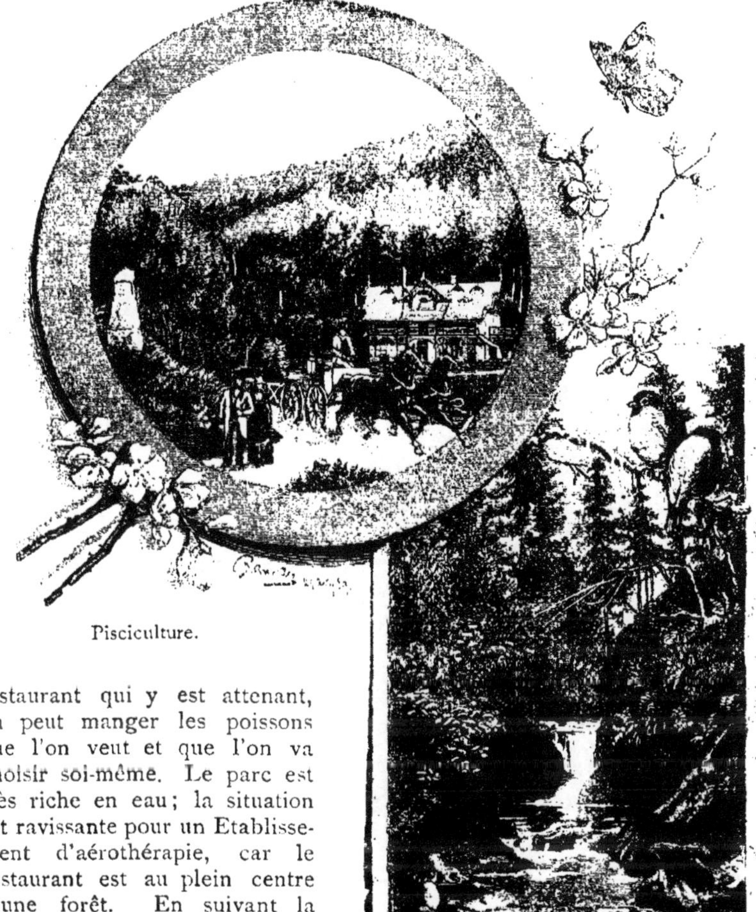

Pisciculture.

Cascade de Geroldsau.

restaurant qui y est attenant, on peut manger les poissons que l'on veut et que l'on va choisir soi-même. Le parc est très riche en eau; la situation est ravissante pour un Etablissement d'aérothérapie, car le restaurant est au plein centre d'une forêt. En suivant la vallée de Oberbeuern à Lichtenthal, on trouve le petit restaurant «**Au cor de chasse**», qui a pour enseigne la tête humoristique d'un vieux bonhomme qui sourit en regardent au travers de son cor de chasse. Cette oeuvre est due au célèbre sculpteur caricaturiste français Dandan, qui venait chaque année passer l'été dans cette auberge; il la rendit célèbre en caricaturant son hôtelier et en obligeant celui-ci à pendre sa caricature en guise d'enseigne. L'hôtelier était un homme jovial, bon vivant, aimé des visiteurs. Depuis sa mort et surtout depuis la guerre de 1870, cette auberge n'est plus guère fréquentée. De cet endroit, on arrive bien vite à Lichtenthal. Si, de Müllenbild, au lieu de prendre à l'Ouest le chemin de la ville, on suit, à l'Est la vallée de la Murg par la route construite par le grand-duc Léopold, on est en une heure, au beau château de chasse de **Neu-Eberstein.** C'est une des plus belles excursions qu'on puisse faire de Baden-Baden. En voiture, elle est très courte. Ce château historique a été restauré avec beaucoup de goût par le grand-duc Léopold; il renferme une quantité de curiosités que l'on peut voir en s'adressant au gardien. Du balcon du château, on a une vue superbe sur la Vallée de la Murg. Le château se trouve au milieu d'un parterre de fleurs, tout entouré de vignes. C'est là

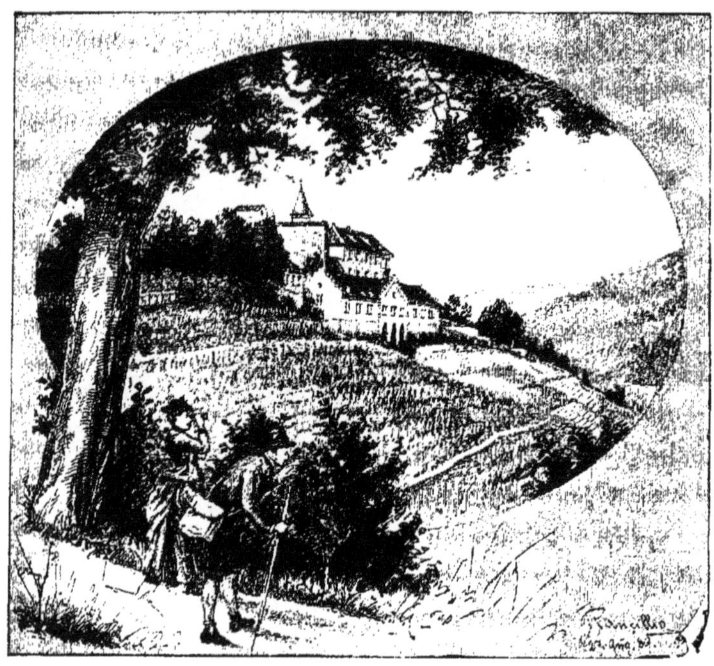

Château d'Eberstein.

que croît la célèbre «Eberblut» (Plants bourguignons), qu'on peut goûter chez le gardien. Celui-ci vend aussi du café et du lait. Si l'on a le temps, on peut faire une promenade dans les bois, ou descendre à Gernsbach, ou encore suivre la vallée pour admirer, d'en bas, le château d'Eberstein.

A **Gernsbach,** on trouve de bons hôtels; Hôtels des Bains, de l'Etoile, de la Couronne, etc. Il ne faut pas manquer de visiter le vieil Hôtel-de-Ville, dans le beau style de la Renaissance allemande et le vieux et pittoresque donjon appelé aussi Tour des Sorcières, un reste des anciennes fortifications. Si l'on est venu en voiture, on peut suivre directement le chemin qui part de l'aimable petite ville et va à Baden-Baden par la hauteur de Müllenbild. Dans le cas contraire, on fera bien de prendre le chemin de fer à Gernsbach pour rentrer à Baden en passant par Rastatt et Oos.

Toute la vallée de la Murg est intéressante, de sa sortie de territoire würtembergeois jusqu'à Schönmunzack. Si l'on tient à visiter la partie qui se trouve en aval de Gernsbach, en partant de Baden, on fera bien de passer par **Kellers Bild** (voir les tableaux légendaires dans la Halle aux vins) au travers de superbes forêts pour arriver aux petits **Bains de Rothenfels.** Avant d'entrer au village on voit sur la hauteur Ebersteinburg, perché sur son cône. Rothenfels a un excellent

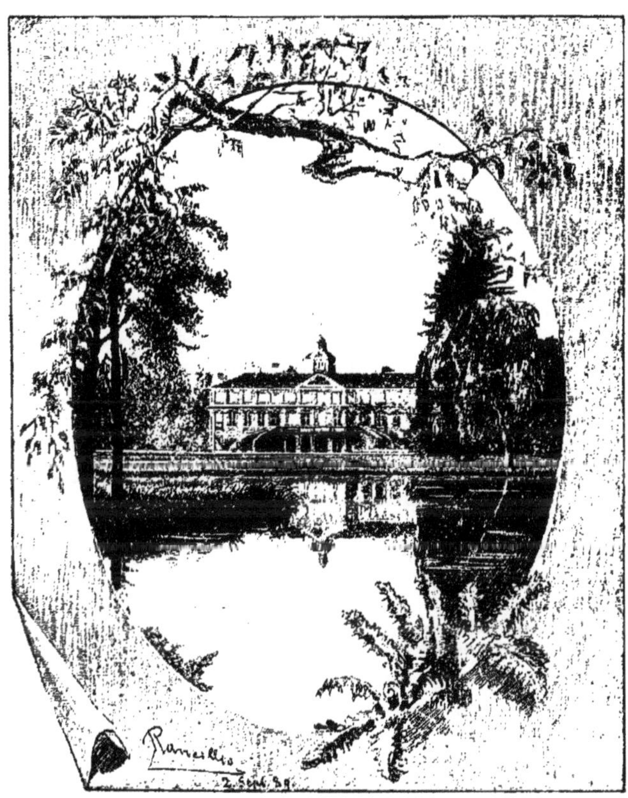

Château Favorite.

hôtel (avec pension), un établissement de bains avec la Source Elisabeth (eau sulfureuse), de superbes parcs. C'est un lieu très fréquenté des habitants de Baden-Baden et de Rastatt. De Rothenfels, en suivant la vallée, on passe à Gaggenau (importantes fabriques) au pied de l'Annaberg, à Oberndorf, pour arriver à la jolie petite ville de Kuppenheim au **Château de Plaisance: Favorite.** Nous nous y arrêtons pour visiter le Château et le Parc qui sont intéressants à voir. Le château de la Favorite a son histoire. Il fut construit par Louis le Turc pour servir de château de plaisance à sa belle épouse la margravine Sybille.

Ce château dont le style imite celui du Château de Versailles renferme une foule de curiosités de ce joyeux temps où l'on s'amusait aussi à la façon de Louis XIV. Pendant le carême la margravine faisait pénitence dans une petite chapelle expiatoire où elle passait tout le temps de la Passion, sans sortir. Le parc, avec ses arbres séculaires est très bien entretenu. Les derniers margraves y passaient souvent une partie de l'été. Le château a servi en dernier lieu de quartier général au Prince Guillaume de Prusse (plus tard Empereur Guillaume Ier) lorsqu'il combattait l'insurrection badoise en 1849 et assiégeait Rastatt. Un grand combat eut lieu à Kuppenheim; un autre dans la Murgthal; de nouvelles rencontres eurent aussi lieu près de Gernsbach entre l'armée prussienne et les troupes rebelles.

Du château de la Favorite, on rentre à Baden par Haueneberstein et Oos. C'est une des plus belles promenades qu'on puisse faire en voiture dans une après-midi.

L'excursion dans la **vallée supérieure de la Murg** demande plus de temps: un jour entier en voiture, si l'on passe à Herrenwies, ce qui est préférable. Dans ce cas on va d'abord par Lichtenthal dans la ravissante et calme **vallée de Geroldsau** qui se sépare de la vallée principale dans le village même, à droite. On trouve, en aval de la Scierie municipale un bon restaurant avec pension. Etablissement d'aérothérapie (Geroldsauer Mühle). La vallée se resserre de plus en plus et nous arrivons, en côtoyant le Grobbach dans une gorge magnifique, à la cascade pittoresque appelée: **Geroldsauer Wasserfall;** c'est une excursion très agréable. Bon restaurant. Un peu avant la chute, sur le versant de la vallée en suivant le Grobbach, on arrive, en deux heures, après avoir traversé de superbes forêts, à **Plättig** (776 m), **aérothérapie;** et en 2 1/2 heures à **Sand** (828 m) station aussi fréquentée que la première. Plus haut encore (1/2 heure) se trouve une autre station, au milieu d'une forêt, le **Hundseck** (886 m), très couru à présent.

On revient ensuite à Sand pour aller de là à **Herrenwies** (755 m) 1/2 heure. C'est un village tranquille de quelques feux, situé sur un plateau couvert de forêts, avec une maison forestière et un bon restaurant à l'enseigne du «Coq de bruyère», que justifie la présence, dans les environs, de ces volatiles. De Herrenwies on monte en 3/4 d'heure au sommet de la **Badener Höhe** (1004,3 m) puis au Meliskopf (1010,7 m) le plus haut point de cette crête et aussi celui d'où l'on jouit de la plus belle vue. De la hutte qui s'y trouve on voit une grande partie des vallées du Rhin, de la Murg, de l'Oos et de la Buhl. A cet endroit, la société «Schwarzwaldverein» a fait élever une tour, la **Friedrichsturm**, d'où le coup d'oeil est encore plus majestueux. Tout près du Seekopf (1004 m) se trouve le petit **lac d'Herrenwies.** Nous descendons ensuite à Herrenwies, puis dans l'ombreuse vallée du Schwarzenbach pour arriver à la vallée de la Murg, en passant dans la gorge sauvage de Raumünzach. La vallée supérieure de la Murg est moins accidentée quoique toujours pittoresque d'expression. C'est une sorte de vallée de la Forêt-Noire avec une belle route.

En descendant, nous traversons le grand et riant village de **Forbach,** puis **Gausbach,** la station des pêcheurs à la ligne de la Murg

(**Bermersbach** est situé en face sur le penchant de la montagne), ensuite **Langenbrand, Weisenbach** très industriel, point terminal de la vallée de la Murg, **Hilpertsau, Oberstroth, Scheuern** et nous arrivons à Gernsbach. Le commerce du bois est très actif dans toute la vallée. La rivière transporte des radeaux jusqu'au Rhin; des fabriques, des scieries sont installées partout: le bois est façonné et livré tout prêt aux constructeurs.

Si l'on veut faire à pied l'excursion de la haute-vallée de la Murg, on prendra le plus beau et le plus court chemin qui passe par Lichtenthal, Oberbeuern, l'établissement de prisciculture de Gaisbach,

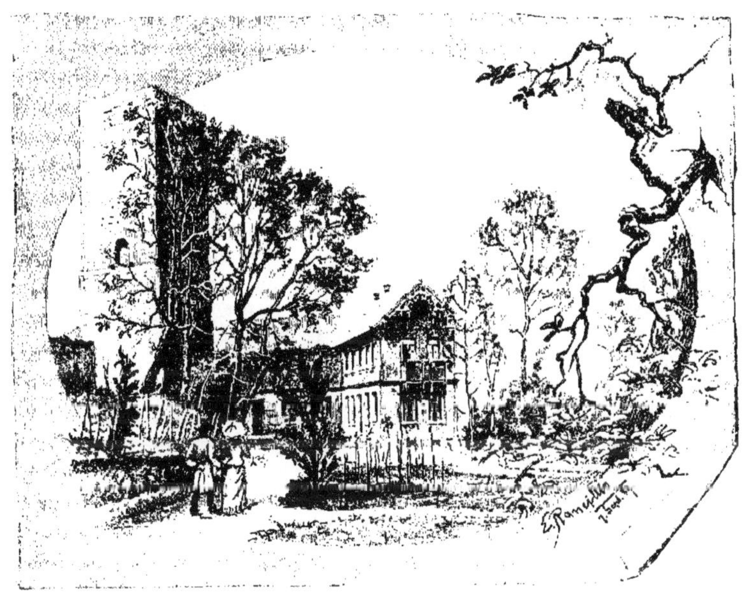

Yburg.

Schmalbach, en remontant le Ruhbach, puis en traversant près de la hutte **Rothe Lache** l'arête du Ruhberg qui forme la ligne de partage des eaux; de là, on descend par Bermersbach à Forbach (de Baden-Baden à Forbach, 4 heures).

On peut faire aussi en voiture et dans une demi-journée une partie intéressante par Geroldsau et Malschbach, et la crête, dans la belle vallée de **Neuweier** (bon restaurant «A l'agneau», truites), qui produit le célèbre vin de Mauer. Nous sommes ici dans le Rebland où l'on cultive partout la vigne, crû renommé. Nous arrivons bientôt dans la petite ville de **Steinbach** (Hôtel de l'Etoile) le pays natal du constructeur de la cathédrale de Strasbourg, Erwin von Steinbach, auquel on a élevé un monument, à mi-côte, en plein Rebland. On peut, en suivant la côte, arriver à Oos, ou bien, si l'on est venu à pied, prendre le chemin de fer à Steinbach pour regagner Baden-Baden, par Oos. De Baden-Baden, on peut venir à Steinbach par deux autres chemins. Le plus court est celui qui traverse l'arête du Fremersberg par le Rebland, **Gallenbach** (Hôtel Nägelfirster Hof) et **Steinbach**; le plus long, mais le plus beau, est celui de l'Yburg, En passant par la laiterie, on arrive près de la villa Mariahalden sur une belle route qui nous conduit en deux heures aux ruines d'Yburg, après avoir tourné à droite à l'embranchement, près de la hutte **Lache.** En prenant à gauche, on descendrait à Lichtenthal. La route est belle et carossable. Les **ruines d'Yburg** sont situées sur le sommet abrupt d'une montagne qui a la forme d'un cône de basalte. Le château très vieux, dont il ne reste qu'une tour, offre une vue extraordinairement pittoresque dans la vallée du Rhin et les petites vallées de la Forêt-Noire. De nouveaux restaurants s'y sont installés; on y peut loger, la nuit. L'Yburg est l'un des endroits les plus fréquentés dans les environs de Baden-Baden. On peut rentrer en ville par Klopfengraben, Korbmattfelsen, au pied du Fremersberg, les Seelighöfen. Les piétons venant de Baden peuvent, en prenant à gauche, devant la ferme du Korbmattfelsen, puis le chemin immédiatement à droite, atteindre l'Yburg en une heure, puis descendre par le Rebland Neuweier ou Steinbach et regagner le chemin de fer.

Une excursion moins longue et plus commode, qui offre néanmoins un grand intérêt est celle de la **Tour de Fremersberg**. On traverse la Forêt des Frisons, pour arriver au Waldsée ($^1/_2$ heure) on monte à droite, en laissant à gauche la ferme du Fremersberg (on peut aussi y aller par la route). De la tour qui y a été élevée, on jouit d'une vue superbe, beaucoup plus étendue que de l'Yburg, parce que le Fremersberg est isolé. Il vient en seconde ligne après le Mercure pour l'altitude (526,6 m) et le panorama. Une table dressée au sommet de la tour, facilite l'orientation. Un bon restaurant est installé près de la tour.

Le **Fremersberg** est une montagne au sommet très large, isolé; il faut plusieurs heures pour en faire le tour. Une bonne route conduit jusqu'au faîte. De là, en une heure, une route va jusqu'à la «**pavillon de chasse**» excursion facile de Baden par le Waldsee, en tournant à droite. C'est un petit château princier en forme de croix, élevé en l'honneur de St.-Hubert. Belle vue sur la pleine du Rhin (Restaurant-Nouvel, hôtel avec aérothérapie). Le retour se fait de préférence par le château des Jésuites et la vallée de l'Oos.

Tout près de Baden, on peut encore visiter **Iffezheim.** On n'y va d'habitude qu'en automne, à l'époque de la chasse et des courses, car pendant les autres saisons, la route d'Iffezheim par Oos et Sandweier offre peu d'intérêt. Ce chemin était plus animé autrefois quand Iffezheim était la station des bateaux qui faisaient le service du Rhin supérieur jusqu'à Strasbourg. A l'époque des courses, au milieu de la saison de Baden on y rencontre, des centaines de voitures. Le Club international a eu le grand mérite de mettre tout en oeuvre pour conserver les courses internationales de Baden-Baden qui ont lieu à la fin du mois d'août, dans la même semaine et cinq jours durant. Ces courses réunissent le monde du sport de toute l'Allemagne, de l'Autriche-Hongrie, de la France, et même de l'Angleterre. L'Unionclub de Berlin en a la direction technique, le Club international est chargé de l'administration; c'est aussi celui-ci qui doit réunir les prix, dont le principal (le Grand-Prix de Baden-Baden) est le plus important d'Allemagne. Son A. R. le grand-duc a fondé un prix consistant en un bocal d'or; les autres prix se montent à 80 000 marcs en argent. Trente courses ont lieu pendant le mois d'août. (Montant total des prix 327 000 marcs). Le président du Club international et du Comité des courses est S. A. le prince Hermann de Saxe-Weimar.

A l'époque des courses, le turf d'Iffezheim, qui est richement aménagé et entretenu d'une façon modèle, offre un aspect particulièrement brillant. Tous les membres des maisons princières qui se trouvent à Baden, tous les personnages de marque s'y rendent. Autrefois, on y rencontrait chaque année l'empereur Guillaume Ier, en compagnie de son gendre le grand-duc de Bade. De grandes fêtes ont lieu à Baden, à la même époque.

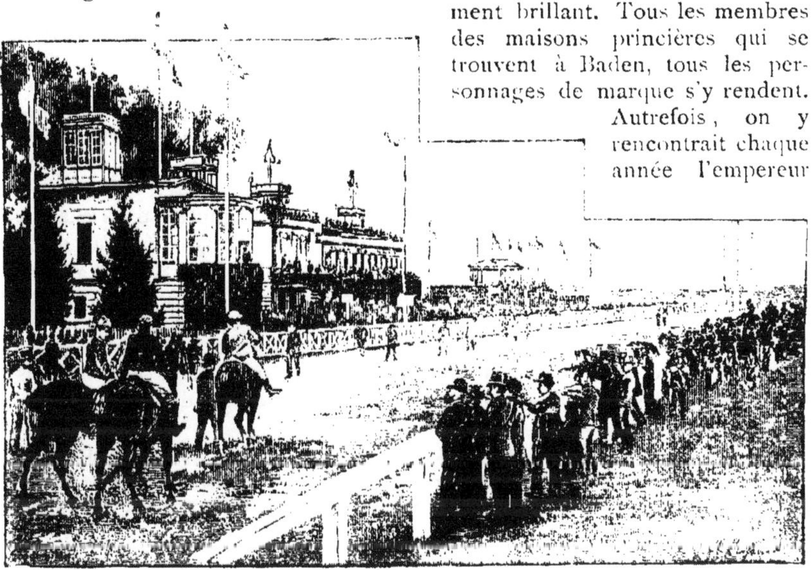

Iffezheim.

Depuis 1895, un chemin de fer conduit aussi à Iffezheim. C'est une branche secondaire de la ligne stratégique de la vallée du Rhin; elle a été créée par les soins du Club international; elle aboutit au Champ de courses. L'affluence des étrangers a été augmentée considérablement par cette innovation; on vient aux courses de toutes les villes voisines, et en particulier de Strasbourg et de Carlsruhe. Il a fallu, par suite, construire de nouveaux et grands bâtiments pour l'installation du public (1896). C'est le prince de Fürstenberg qui a prit l'initiative de toutes ces améliorations et de toutes ces innovations, et qui les a menées à bien. C'est à lui qu'on doit aussi l'augmentation d'importance des prix.

Si l'on veut faire de plus grandes excursions, c'est-à-dire des excursions d'un jour, en utilisant le chemin de fer, un vaste champ s'ouvre encore à notre activité; on visitera soit les vallées parallèles à celles de l'Oos, et qui aboutissent au Rhin, soit les points culminants de la chaîne de montagnes, c'est-à-dire les vallées de Bühl, de la Kappl, du Rench, de la Kinzig, la ligne de la Forêt-Noire, d'Offenburg à Tryberg, la vallée de la Murg dans toute sa longueur, Wildbad, etc.

Commençons d'abord par un voyage en chemin de fer à **Bühl,** puis dans la **vallée de Bühl,** aux **cascades du Gertelbach** et dans les hautes stations. Par la grand'route il est facile de faire le chemin, à pied, en deux heures. On peut aussi aller en voiture; un omnibus fait le service entre Bühl et la hauteur. On construit même, à présent, un chemin de fer qui remontera la vallée de Bühl.

Cette vallée est arrosée par le Bullot dont les sources sortent du Hochkopf et du Meliskopf. De cette dernière montagne sort aussi le Gertelbach, qui coule dans une gorge très accidentée et forme une série de superbes cascades très fréquentées depuis qu'un sentier commode y a été pratiqué. Dix-huit ponts de bois réunissent les deux rives du ruisseau. La gorge du Gertelbach est un des coins les plus pittoresques de la Forêt-Noire; il faut absolument la visiter. A l'entrée supérieure de la gorge se trouvent les roches abruptes du «**Wiedenfelsen**» (692m) qu'il est cependant facile de gravir. On a, de ce point, une vue superbe sur la vallée du Rhin et même sur les Vosges. L'**Hôtel Wiedenfelsen** (avec pension) est établi sur les rochers, mais dans un coin abrité. Il est très confortable et très recommandé pour sa splendide situation, son air pur et la commodité qu'on a de faire, de l'hôtel, de nombreuses et intéressantes excursions dans les environs. On peut s'y rendre aussi en remontant la vallée de Bühl et en passant par le «Cor de chasse» (»Schindelpeter«).

De Wiedenfelsen on peut monter en $^3/_4$ d'heure à **Hundseck** (886 m) déjà mentionné, puis descendre en $^1/_2$ heure à **Sand** (826 m) et à **Plättig** (776 m) pour gagner ensuite en 1 heure la »Badener Höhe« (1004 m) et en $^1/_2$ h. à Herrenwies (775 m) pour continuer ensuite l'excursion dont nous avons parlé plus haut.

A l'ouest de Bühl se trouvent les **ruines** pittoresques du vieux château «**Altwindeck**» auxquelles on peut facilement aller de Bühl en 1 heure. Le château a été détruit en 1370 par les chanoines de Strasbourg avec lesquels les seigneurs de Windeck étaient en querelle. Vue superbe sur la vallée du Rhin et sur le Rebland. Bon restaurant; on peut aussi y passer la nuit. Pour aller de Bühl à Altwindeck, on peut passer soit par Riegel et Waldmatt, soit par Kappelwindeck et la forêt. Ce dernier chemin est le plus court. Au cimetière de Bühl se trouve la tombe du Dr. Alban Stoltz, le populaire écrivain catholique.

D'Altwindeck, en passant par les **ruines de «Neuwindeck»** et l'hospice régional de Hubbad, on peut gagner la voie ferrée à Achern.

Achern (monument du grand-duc Léopold par Friedrich, de Strasbourg) est le point d'ou commencent beaucoup de belles excursions dans la vallée de l'Acher. Les communications sont très faciles.

On peut aller d'Achern par l'hospice d'aliénés d'Illenau à Sasbachwalden (Hôtel zum Rebstock) puis à **Gaishölle** (ou Gaishöhle, à $^1/_2$ heure de Sasbachwalden). Le Brandbach se précipite dans la vallée par-dessus de hauts rochers en forme de tour et tombe dans la vallée par une série de petites cascades. A une heure des cascades se trouve le château de dame Brigitte, ruines d'un donjon appartenant au baron Röder de Hohenrod. D'après la tradition, une dame noble du nom de Brigitte, s'y livrait à la magie. Il est rare de voir des châteaux à une telle hauteur (761 m). Plus loin la route conduit au Katzenstein et à **Breitenbrunnen** (812 m. Aérothérapie), petit village isolé, calme, à 3/4 d'heure du château de dame Brigitte. A une heure

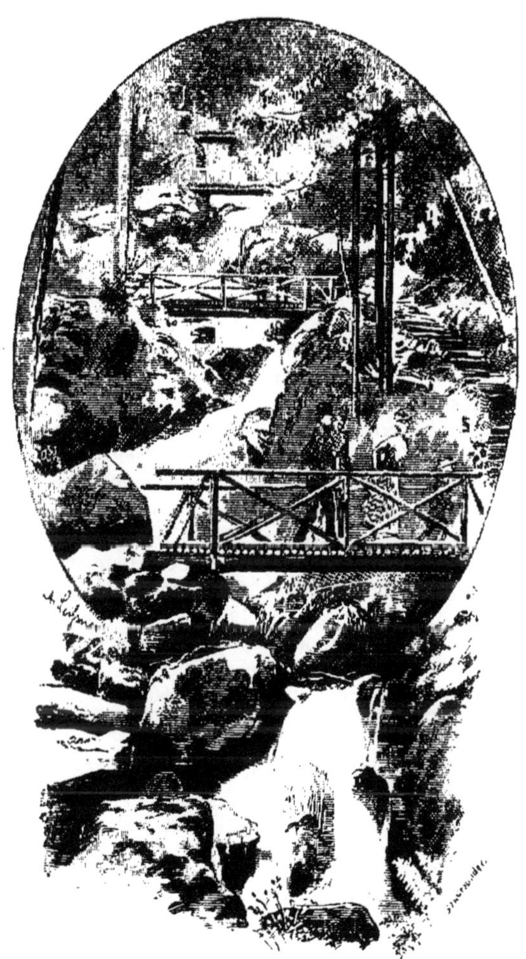

Cascade de Gertelbach.

de là, on trouve la Hornisgrinde. Mais d'autres chemins plus fréquentés y conduisent; nous en parlerons plus loin.

D'Achern, on peut faire une belle partie par la vallée de Kappel et l'**Edelfrauengrab** aux célèbres **ruines du cloître de Allerheiligen.** On prend la voiture, surtout en été jusqu'à Ottenhöfen, car la route n'est pas ombragée. La vallée de la Kappel est un sol que la guerre des paysans a rendu historique. A Ottenhöfen, on quitte la route et, en suivant la vallée du Gottschläg, on arrive à Edelfrauengrab, ainsi nommé parce que, d'après la tradition, une dame noble qui avait tué ses propres enfants, y aurait été emmurée. Ce sont des cavernes souterraines par lesquelles le Gottschläg s'est fraye un chemin. On monte de chaque côté de ces belles cascades et on retrouve derrière les maisons de Blöchereck la grand'route qui conduit en peu de temps à Allerheiligen entièrement caché dans la forêt à 620 m d'altitude.

Allerheiligen était autrefois un cloître célèbre; il fut sécularisé au commencement de ce siècle, comme tous les autres cloîtres badois; il tomba peu à peu en ruines depuis que sa belle église gothique fut détruite par le feu du ciel. On y trouve à présent un bon restaurant, avec pension, c'est un lieu fréquenté surtout par les Alsaciens. L'air sain et embaumé de la forêt, une eau de source excellente, une situation incomparable, loin de tout bruit font d'Allerheiligen un lieu très recherché de tous ceux que fatiguent le mouvement et le bruit des villes. Les moyens de communication sont néaumoins faciles, car, en descendant la vallée du Lierbach jusqu'aux cascades, on tombe sur la route d'Oppenau, où se trouve un embranchement pour Appenweier. L'affluence toujours croissante des étrangers a obligé le forestier à agrandir considérablement son établissement.

Les cascades sont les plus grandes curiosités d'Allerheiligen. Il était assez difficile d'y arriver autrefois, mais à présent des sentiers sont pratiqués et rendent l'excursion très facile. Sept cascades successives donnent à la chute du Lierbach une beauté incomparable. Pour jouir du plus beau coup d'oeil il faut, du restaurant, monter d'abord sur la Louisenhöhe et la chaire de l'ange; la gorge et les cascades se présentent en face et un peu plus bas que le spectateur et font sur lui une impression inoubliable. On descend entuite en 1/4 d'heure à la sortie de la gorge qu'on voit alors en hauteur, ainsi que les cascades, puis on remonte au restaurant. Pour faire cette excursion de Baden-Baden, il faut une journée. On retourne ou bien par Ottenhöfen et le chemin de fer où bien par Oppenau et Appenweier. On déjeune à midi à Allerheiligen. Un chemin de fer est projeté entre Achern et Ottenhöfen.

Si l'on a le temps on pourra, d'Allerheiligen, pousser jusqu'au **Schliffkopf** (1056 m), en 1 heure 1/2. Dans l'autômne de 1891, le bataillon de pionniers badois y avait élevé, en trois jours, un poste d'observation, qu'un ouragan détruisit au printemps suivant. Mais la même année, le même bataillon y éleva un autre poste plus massif. De cette tour, la vue est considérablement plus étendue que de la Hornisgrinde. On voit en partie les montagnes de Souabe, la partie Sud de la Forêt-Noire. On peut aller aussi jusqu'au restaurant **„Zuflucht“** (960 m) où se trouve un autre poste d'observation. En suivant la Kniebisstrasse, on arriverait à la frontière würtembergeoise et plus loin à **Freudenstadt** dans la vallée supérieure de la Murg.

D'Allerheiligen on peut encore pousser une pointe jusqu'à **Eselsbrunnen** (1/2 heure).

Une excursion intéressante, en partant d'Achern, est celle du **Mummelsee** (1032 m) riche en légendes, et à la **Hornisgrinde.** On peut y arriver de différents côtés, soit par la frontière würtembergeoise, en partant de Freudenstadt; soit par Sasbachwalden, le Brigittenschloss et Breitenbrunn. Mais si l'on part de Baden-Baden, le plus court est de venir en chemin de fer jusqu'à Achern, d'y prendre une voiture et de passer par Wolfsbrunnen (bonne pension) pour atteindre le Mummelsee.

Le **Mummelsee** est un petit lac tranquille, au milieu des bois. Autrefois il était absolument solitaire; mais l'installation d'une auberge, l'ouverture de carrières lui ont enlevé beaucoup de sa poésie, en le rendant plus animé, et nuisent à l'impression qu'il faisait jadis. Bien des légendes, datant du moyen-âge s'y rattachent. Le »Simplicius Simplicissimus« en a déja raconté une partie. Un Prince des esprits y demeure avec ses nymphes; celles-ci attirent les voyageurs qui s'égarent dans cette région. Le jour tous les esprits prennent la forme de lys d'eau; la nuit ils sortent de leur sommeil et se livrent à des danses effrénées (Voir la fresque de la Trinkhalle). Les sources chaudes de Baden-Baden doivent aussi, d'après la légende provenir d'une pierre tirée du lac. Quand on jette une pierre dans l'eau du lac, de mauvais esprits en sortent et chassent le sacrilège.

Du Mummelsee on arrive en 1/2 heure à la **Hornisgrinde,** d'où la vue est très étendue. L'Hornisgrinde est le point culminant de la Forêt-Noire septentrionale (1166 m). Une tour y a été élevée; on peut y monter facilement par un escalier de fer. Au pied de la tour se trouve une hutte. De l'Hornisgrinde on peut voir presque tous les sommets de la Forêt-Noire, les Alpes de Souabe et par un temps très clair les Alpes orientales suisses, dont l'aspect est magnifique, surtout pendant les beaux jours d'hiver.

On peut aller ensuite facilement au **Wildsee.** Du Mummelsee ou de l'Hornisgrinde on va d'abord au Eckle (958 m), hutte et fontaine; un bon sentier conduit ensuite en 1 heure 1/2 au Wildsee (ne pas descendre au lac; rien d'intéressant), puis en une demi-heure au **Luft-kurort Ruhstein** (916 m) qui se trouve sur l'arête reliant le Vogelskopf et le Steigerskopf (1059 et 1094 m), tout près de la frontière würtembergeoise, sur le chemin qui relie la vallée de l'Acher et de la Murg.

A quelques kilomètres d'Achern se trouve le petit village de **Sasbach,** avec un monument élevé au Maréchal Turenne qui fut tué par un boulet près de ce village, pendant la Guerre de Hollande 1675. On montre encore l'arbre sous lequel il se trouvait lorsqu'il fut atteint. C'est la France qui fit élever ce monument en son honneur et pour assurer son entretien et sa conservation, elle a acheté tout le terrain environnant dont un Invalide a la garde. C'est le seul territoire français sur la rive droite du Rhin.

Si l'on veut visiter les Bains de Kniebis, groupes de sources chargées de carbonates, on ira par Appenweier et la ligne du Renchthal. On peut descendre à la gare de Hubacker et visiter en même temps la petite **station balnéaire de Sulzbach** (sources chaudes et salées). De Sulzbach on se rend dans la vallée du Lierbach d'où l'on peut monter ensuite aux cascades d'Allerheiligen.

On peut encore aller en chemin de fer jusqu'à Oppenau, puis, par un des omnibus qui sont à la gare, aux bains de **Freiersbach,** de **Petersthal** et de **Griesbach,** ce dernier, le plus important (eaux ferrugineuses). De Griesbach on peut suivre la belle route de Kniebis qui passe au village de ce nom, jusqu'à la station ferrugineuse et très fréquentée de **Rippoldsau.** Pour les piétons il est préférable de prendre à Griesbach le sentier de la cascade et de passer par la **Holzwälderhöhe** (2 heure 1/2 de Griesbach à Rippoldsau). De là descendre la **vallée du Schappach** jusqu'à la gare de **Wolfach** et se rendre à Tryberg par la merveilleuse ligne de la Forêt-Noire.

Il est très recommandé d'aller jusqu'à **Tryberg,** non seulement pour jouir de la vue pittoresque de ce point élevé de la Forêt-Noire et de sa belle cascade, mais aussi pour admirer la ligne accidentée du Schwarzwald. Il est préférable de partir d'Offenburg. On passe d'abord près du superbe **château d'Ortenberg,** par la pittoresque petite ville de **Gengenbach,** les villages d'**Haslach,** d'**Hausach** (embranchement pour Wolfach) et d'**Hornberg;** on traverse ensuite, dans une pente rapide, une série de tunnels avant d'arriver à Tryberg, petite ville à l'aspect moderne, éclairée déjà à l'électricité, pourvue de bons hôtels dont le meilleur, le plus cher aussi «le Schwarzwaldhôtel» se trouve à la cascade. Tryberg est un des centres de l'industrie horlogère de la Forêt-Noire. — Expositions permanentes; montres, pendules, coucous, à tous les prix. Si l'on a le temps on peut aller à la station voisine, point terminal de la ligne Sommerau, qui s'est attiré par son nom ce calembour populaire: «Ici il fait froid non seulement l'hiver, mais aussi l'été (sommer au)». De Tryberg à Sommerau on traverse encore un grand tunnel. La ligne va ensuite sur Constance par Donaueschingen.

Toutes les grandes excursions dont nous venons de parler se trouvent à gauche de l'Oos au Sud de Baden. A droite de l'Oos, vers le Nord, il faut mentionner aussi la **Vallée de la Murg** dont nous connaissons déjà la partie inférieure. La haute vallée de la Murg avec ses nombreux petits villages tous pittoresques et son importante industrie du bois est intéressante à visiter du côté de Forbach, et de la frontière würtembergeoise jusqu'à Schönmünzach. A partir d'ici, la contrée s'aplanit jusqu'à Freudenstadt. Mais si de Gernsbach, on tourne directement vers le nord, dans le Würtemberg, on arrive à **Teufelsmühle** (908 m) par Loffenau. — Vue superbe. Un sentier conduit ensuite à **Kaltenbrunn** (878 m). Maison de chasse grande-ducale et restaurant. S. M. l'Empereur Guillaume II y vient chaque année au mois d'avril passer quelques jours incognito pour chasser le coq de bruyère. C'est une chasse fatigante, mais très intéressante et pour laquelle l'Empereur est passionné.

Du chemin de Kaltenbrunn on peut aller aussi en peu de temps gravir le Hohloh d'où la vue est aussi très jolie. Une nouvelle tour y a été erigée (990 m).

De Loffenau on peut visiter aussi **Herrenalb** (365 m) aérothérapie, dans l'Albthal, entouré de superbes forêts — séjour d'été très agréable et très fréquenté par les touristes. Les ruines du cloître de Cisterciens (1148) sont intéressantes et peut-être les plus jolies de toute la contrée. A Herrenalb, l'établissement est très bien agencé, avec salles de conversation et de lecture. Concerts réguliers pendant tout l'été. Communication postale avec Gernsbach (sur la ligne de la vallée du Rhin) et Ettlingen. On construit à présent une ligne de Carlsruhe à Herrenalb

De Herrenalb, on arrive par le **Dobel** (690 m; aérothérapie) en 3 heures à **Wildbad** (425 m) superbe position sur les deux rives de l'Enz, entourée de grandes forêts de sapins. C'est une des stations de bains les plus fréquentées. Ses sources chaudes sont très estimées; la musique joue trois fois par jour pendant la saison; beaucoup de concerts particuliers sont aussi organisés. Wildbad possède aussi un théâtre où l'on joue, en été des drames et des comédies. L'affluence des étrangers devenant chaque année plus grande, un deuxième établissement a dû être construit (König Karlbad). De nombreux hôtels sont à la disposition des voyageurs. L'hôtel Klump et Bären est le plus important: 300 chambres. L'hôtel royal des Bains a aussi un restaurant et un café. De Wildbad, on peut faire de nombreuses excursions mais les plus belles sont celles de la vallée de la Murg, à Kaltenbrunn, Hohloh, Herrenalb, etc.

Pour des excursions plus importantes dans les environs et dans la Forêt Noire, nous conseillons l'excellent Guide de «**Bussemer**» (secrétaire du Schwarzwaldverein, section de Baden-Baden), **La Forêt-Noire de Baden-Baden à la frontière suisse** — avec cartes spéciales, etc. Prix 2 M. (Baden-Baden, chez Fréd. Spies.)

Indication de distances pour des excursions aux plus proches environs.

Calculé pour de bons marcheurs.

	heures
Affenthal (lieu produisant du vin)	$2\frac{1}{2}$
Vieux château	1
Altwindeck (par la vallée de Bühl)	$4\frac{1}{2}$
Annaberg	$\frac{1}{2}$
Hauteur de Baden (par les cascades de Grimbach)	$4\frac{1}{2}$
Hauteur de Baden (par Scherrhof)	4
Badenscheuern	$\frac{1}{2}$
Balg	$\frac{3}{4}$
Balzenberg (belle vue de la hutte)	$\frac{1}{2}$
Bühlerthal (par Malschbach et Wintereck)	$3\frac{1}{2}$
Cäcilienberg (mont St. Cécile)	1
Drei Burgen (3 donjons) belle vue	$1\frac{1}{4}$
Ebersteinburg	$1\frac{1}{2}$
Château d'Eberstein (par la pisciculture)	$2\frac{1}{2}$
Echo	$\frac{1}{2}$
Engelskanzel (Chaire de l'Ange)	1
Favorite	$2\frac{1}{2}$
Rochers (par le vieux château)	$1\frac{1}{2}$
Etablissement de pisciculture (Gaisbach)	$1\frac{1}{4}$
Etablissement de pisciculture (par Annaberg-Müllenbild)	$2\frac{1}{4}$
Forbach (par Schmalbach et Bermersbach)	$4\frac{1}{4}$
Forbach (par Gernsbach à travers la vallée de la Murg)	5
Tour de Fremersberg	$1\frac{1}{2}$
Cimetière	$\frac{1}{2}$
Hauteur de Friesenberg	$\frac{1}{2}$
Friesenwald	$\frac{1}{2}$
Gaggenau (par Ebersteinburg)	2
Gernsbach (par Müllenbild)	2
Gernsbach (par Neuhaus)	$1\frac{1}{2}$
Gernsbach (par le château d'Eberstein)	3
Geroldsau	1
Moulin de Geroldsau	1
Cascade de Geroldsau	$1\frac{3}{4}$
Gertelbach (par Kohlberg et Falkenfelsen)	$4\frac{1}{2}$
Gertelbach (par Zimmerplatz, Bühlerthal)	$4\frac{1}{2}$
Chapelle grecque (roumaine Stourdza)	$\frac{1}{4}$
Grimbachthal (vallée de Grimbach)	$2\frac{3}{4}$
Gunzenbach	$\frac{1}{4}$
Herrenalb (par Gernsbach et Loffenau)	$4\frac{1}{2}$
Herrenwies (par hauteur de Baden)	5
Hohloturm	5
Hornisgrinde (par Sand, Hundseck et Hochkopf)	7
Hundseck	$4\frac{1}{2}$
Iffezheim (place la de course)	2
Jagdhaus (pavillon de chasse)	$1\frac{1}{4}$

	heures
Jagdhaus (par la tour de Fremersberg)	2 1/2
Kaltenbronn (pavillon de chasse)	5
Korbmattfelsen	1 1/2
Lichtenthal (couvent)	1/2
Mercure (tour)	1 3/4
Müllenbild	1 1/2
Nägelsförsterhof	1 1/4
Nouveau Château	1/4
Neuweier	2
Oos	1
Ottenau (par Selbach)	2 1/2
Plättig (Ober)	3 1/2
Pulverstein	1
Rothenfels (chemin de forêt, par Kellersbild)	2 1/2
Sand (par la cascade de Geroldsau)	4
Scherrhof	2 1/2
Schmalbach	1 1/2
Seelach	3/4
Sinzheim	1 3/4
Steinbach	2
Chaire du diable	1
Umweg	1 1/2
Urbachthal (vallée d'Urbach)	3
Varnhalt	1 1/2
Roches brûlées	1 1/2
Waldsee (lac)	1/2
Werners Hütte	3/4
Wiedenfelsen (par Kohlberg et Falkenfelsen)	4
Wildbad (bain, par Herrenalb)	7 1/2
Wildbad (par Hohloturm)	8
Winden	1 1/4
Wolfsschlucht	1 1/4
Yburg	2

Tarif des voitures publiques de la ville de Baden-Baden.

Courses à l'heure	Pour 1 ou 2 pers.		Pour 3 ou 4 pers.	
	M.	₰	M.	₰
1/4 heure	—	75	1	50
1/2 "	1	50	2	—
3/4 "	2	25	3	—
1 "	3	—	4	—

Chaque quart d'heure de plus coûte 50 Pf. sans considérer le nombre des personnes; chaque quart d'heure commencé est compté pour entier. — La course à Lichtenthal est comptée à 1 M. 50 Pfg. pour une ou deux personnes et à 2 M. pour trois ou quatre personnes. — Pour les courses pendant la nuit du 1. mai au 31. octobre de 9 h., des autres mois de 8 h., la taxe est de 1 M. 50 Pf. pour le premier quart d'heure, 1 M. pour chaque quart d'heure suivant sans considérer le nombre des personnes. Pour chaque pièce de bagage plus grande 40 Pfg. sont comptés; le petit bagage à la main est à transporter gratuitement.

Courses à taxes fermes.

Nous observerons que d'après § 15 de l'ordre des voitures il n'est pas permis au cocher de prendre plus de cinq personnes dans la voiture. Deux enfants comptent pour une personne.

I. Classe. Sans arrêter.

Aux endroits marqués d'un * il y a un restaurant, à ceux marqués d'une † une tour de vue.

		M. ₰
1.	Michaelstr., jusqu'à la chapelle, Solmsstr., Werderstr., Kaiser Wilhelmstr., Bismarckstr. et retour par l'allée ou vice versa	4.—
2.	Michaelstr., jusqu'à la chapelle, Solmstr., Werderstr., Moltkestrasse, jusqu'au Korbmattfelsenhof, puis Sauersbergstr., Yburgstr. et retour par l'allée ou vice versa	5.—
3.	Werderstr. ou Kaiser Wilhelmstr., Moltkestr. jusqu'à Fremersberghof par la forêt au lac »Waldsee« et retour par la fabrique de gaz et la Eisenbahnstr. ou vice versa . . .	5.—
4.	Léopoldstr. ou Schützenstr. par l'Echo au nouveau château, Sophienstr. ou vice versa	3.—
5.	Leopoldstr. ou Schützenstr. par l'Echo au nouveau château, de là par le Hungerberg à travers la forêt jusqu'à la Chaire du diable et retour par la Gernsbacherstr.	6.—

II. Classe. Durée jusqu'à 3 heures.

1.	A la cascade* de Geroldsau et retour	6.—
2.	A la cascade* de Geroldsau, si la voiture retourne vide .	5.—
3.	Au pavillon de chasse* et retour par le Fremersbergerhof et la Jagdhäuserallée ou vice versa	6.50
4.	Au vieux château †* et retour par le même chemin . .	6.—
5.	Au vieux château †* et retour par Ebersteinburg et la Chaire du diable ou vice versa	8.—
6.	Au vieux château †*, si la voiture est renvoyée tout de suite vide	4.50
7.	A l'établissement de pisciculture* et retour	6.—
8.	A l'établissement de pisciculture*, si la voiture est renvoyée tout de suite	4.—
9.	A la «Seelach» et retour	5.—
10.	Par la nouvelle voie de raccordement entre Lichtenthal et Gunzenbach avec la rue à l'Yburg †* et retour	5.—
11.	Werderstr., Moltkestr., Korbmattfelsenhof, puis Sauersbergstr., Yburgstr., ensuite voie de raccordement à Lichtenthal et retour par l'allée ou vice versa	7.50

M. ₰

12. Au cimetière, si la voiture est renvoyée de suite (le séjour y est compté d'après la taxe pour une ou deux pers.) . . 2.—
13. Au moulin de Geroldsau* et retour . . . . 5.—
14. Au moulin de Geroldsau,* si la voiture est renvoyée de suite 3.—
15. A la tour de Fremersberg✝* et retour . . . . 9.—
16. Par l'Yburgstr., Seelighöfe, Fremersbergstr., retour à Baden et vice versa . . . . 6.—
17. Même tour en connection avec la nouvelle voie de raccordement entre Lichtenthal et Gunzenbach avec la rue à la Gunzenbach . . . . 8.—

III. Classe. Durée jusqu'à 6 heures.

1. A l'établissement de pisciculture* et château d'Eberstein✝ et retour . . . . 11.—
2. A l'établissement de pisciculture* et le château d'Eberstein✝ et retour par Gernsbach . . . . 13.—
3. A l'établissement de pisciculture* et Gernsbach et retour 11.—
4. A Rothenfels* à travers la forêt par Kellersbild et le même chemin retour ou par Kuppenheim ou par la Favorite* . 12.—
5. A Favorite* par Kellersbild et retour par Oos . . . . 10.—
6. Par Kellersbild et la Favorite* à Rastatt et retour par Oos 14.—
7. A Favorite* et retour par Oos 7.50
8. A Rastatt et retour 8.50
9. A Rastatt et retour par la Favorite* . . . . 10.—
10. A Iffezheim et au champ des courses — à l'exception des jours de course — et retour 8.50
11. A Iffezheim jusqu'au Rhin et retour . . . . 10.—
12. Au vieux château✝ et le même chemin retour . . . . 9.—
13. A Ebersteinburg✝* et retour . . . . 9.—
14. A Ebersteinburg✝* par le vieux château✝* et retour ou vice versa . . . . 10.—
15. A Bühl et retour . . . . 10.—
16. A Steinbach et retour . . . . 8.—
17. A Neuweier et retour par Sinzheim et Steinbach . . . 9.—
18. A Neuweier et retour par Geroldsau et Steinbach . . . 11.—
19. A l'ancien couvent de Fremersberg par le pavillon de chasse* et retour . . . . 10.
20. A la tour de Fremersberg✝*, par le Katzenstein, et de là retour par le pavillon de chasse* . . . . 12.—
21. Au pavillon de chasse* par le Fremersbergerhof, le Seelighof supérieur par la Korbmattstr., Yburgstr., la voie de raccordement derrière le Gunzenbach jusqu'à Lichtenthal et Baden ou vice versa . . . . 12.—
22. A la tour de Fremersberg✝* par l'ancien couvent de Fremersberg et de là au pavillon de chasse* et retour . . . . 14.—
23. A l'Yburg✝*, de là retour par Neuweier, Steinbach, Sinzheim et Oos . . . . 14.—
24. Le nouveau chemin de raccordement entre Lichtenthal et Gunzenbaeh en combinaison avec la course à l'Yburg✝* et retour . . . . 12.—

M. ₰

25. A l'Yburg ✝* et retour . . . . 11.—
26. A l'Yburg ✝* et de là retour par l'ancien couvent de Fremersberg et le pavillon de chasse* . . . . 14.—
27. Par Hungerberg, Chaire du Diable, nouveau chemin de raccordement au-dessous du Mercure à Müllenbild et retour par l'établissement de pisciculture* et Lichtenthal ou vice versa, au besoin s'arrêter à la pisciculture ou à Lichtenthal 13.—
28. Par Hungerberg, les Chaires de l'Ange et du Diable, Wolfsschlucht, roches brûlées et retour par Kellersbild . . . 11.—

IV. Classe. Durée jusqu'à 10 heures.

1. A la cascade de Geroldsau*, de là retour à Geroldsau et ensuite à Neuweier . . . . 14.—
2. A Achern et retour . . . . 18.—
3. A Erlenbad* et retour . . . . 18.—
4. Au Mercure ✝* par le Müllenbild et Binsenwasen, ou la Chaire du Diable et Binsenwasen et retour . . . . . 14.—
5. Au vieux château ✝*, à Ebersteinburg ✝*, la Chaire du Diable, la nouvelle rue au-dessous du Mercuriusturm au Müllenbild et retour ou vice versa . . . . 14.—
6. Par la vallée de la Murg et par le château d'Eberstein ✝, Gernsbach, Rothenfels, Kuppenheim ou la Favorite* et retour . . . . 18.—
7. Par Sinzheim, Steinbach, Bühl, Alt-Windeck* et retour par Bühl . . . . 20.—
8. A Bühl par Steinbach et par la vallée de Bühl à l'entrée du Gertelbach* et retour par le même chemin . . . . 18.—
9. A la vallée de Bühl par Geroldsau et Wintereck et retour par Bühl et Steinbach ou vice versa . . . . 17.—
10. A la vallée de Bühl par Geroldsau, Wintereck à l'entrée du Gertelbach* et retour par Bühl et Steinbach ou vice versa . . . . 20.—
11. A la vallée de Bühl par Geroldsau, Wintereck et Windeck ✝*, et retour par Bühl et Steinbach ou vice versa . . . . 23.—
12. A Forbach et retour . . . . 18.—
13. Au vieux château ✝*, Ebersteinburg ✝*, et Favorite* et retour par Oos . . . . 15.—
14. Par la cascade de Geroldsau* et le Lanzenkopf à Oberplättig* et retour par le même chemin . . . . 19.—
15. Même tour en comprenant Sand . . . . 20.—
16. Même tour en comprenant Hundseck . . . . 21.

V. Classe. Durée jusqu'à 14 heures.

1. Au vieux château ✝*, Ebersteinburg ✝*, Chaire du Diable, la nouvelle rue au-dessous du Mercuriusturm au Müllenbild, y compris Gernsbach ou le château d'Eberstein ✝ et retour 18.—
2. Même tour y compris Gernsbach et le château d'Eberstein ✝ 21.—
3. Au Mercure ✝* et retour par Müllenbild, Chaire du Diable, Ebersteinburg ✝* et le vieux château ✝* ou vice versa . . 18.—

		M. ₰
4.	A Forbach par le château d'Eberstein ✝ et retour par Gernsbach, Rothenfels* et Favorite*	25.—
5.	A Forbach par Favorite*, Rothenfels* et Gernsbach et retour	23.—
6.	A Herrenwies par Seelach, la hauteur de Baden ✝ et retour	25.—
7.	A Herrenwies par la vallée de Bühl et retour	23.—
8.	Par la cascade* et le Schwanenwasen dans la vallée de Bühl et retour par Bühl	19.—
9.	Par la cascade*, le Plättig supérieur*, Sand*, Wiedenfelsen*, par la vallée de Bühl retour par Steinbach	24.—
10.	A la vallée de Bühl par Geroldsau, Wintereck jusqu'à l'entrée du Gertelbach*, puis du Wiedenfelsen* à Sand* ou Hundseck*, et retour par Oberplättig*, Lanzenkopf et la cascade de Geroldsau* ou ce même tour vice versa, v. Gertelbach	26.—
11.	Par le Plättig*, Sand*, Hundseck* à Alt-Windeck* et retour par Bühl	28 —

Pour les tours de II, III, IV, et Vième classe le cocher est obligé sur la demande des étrangers de s'arrêter sans rénumération aux endroits qui sont nommés dans le tour.

Pour les tours de II, III, IV, et Vième classe chaque quart d'heure au-delà du temps indiqué est compté à 50 Pf.

Toutes les courses à taux fermes qui ne se font pas précisément dans la manière prescrite, ainsi que toutes les courses qui ne sont pas nommées dans le présent ordre sont à payer simplement d'après la durée.

Tarif des voitures de société en été.

De Baden-Baden au **vieux château.**

Départ de la promenade . . à $9.^{10}$ du matin et à $4.^{10}$ de l'ap.-midi.
Les dimanches et jours de fête après le concert.
Retour du vieux château . . . à $11.^{30}$ du matin et à $6.^{30}$ du soir.
A partir du 1er septembre à 6 h. du soir.

Tarif:	De la promenade au vieux château	M. 1.50
	Du Herrengut au vieux château	„ 1.—
	Retour au Herrengut ou à la promenade . .	„ —.50

(Les jours de courses la voiture ne va pas.)

A la cascade de Geroldsau.

Dep.	de la promenade	$9.^{10}$	av.-midi	$4.^{10}$	ap.-midi
„	de Lichtenthal	$9.^{15}$	„	$4.^{15}$	„
„	du moulin de Geroldsau . . .	$9.^{30}$	„	$4.^{30}$	„
„	de »l'Auerhahn« à Geroldsau .	$9.^{45}$	„	$4.^{45}$	„
Arr.	à la cascade de Geroldsau . .	10	„	5	„
Dep.	de la cascade de Geroldsau .	11	„	6	du soir
„	de l'»Auerhahn« à Geroldsau .	$11.^{25}$	„	$6.^{15}$	„
„	du moulin de Geroldsau . .	$11.^{30}$	„	$6.^{30}$	„
„	de Lichtenthal	$11.^{45}$	„	$6.^{45}$	„
Arr.	à Baden	—		$6.^{55}$	„

Tarif: De Baden à Lichtenthal . . . . 25 Pf.
De Lichtenthal au moulin de Geroldsau . . 20 „
Du moulin de Geroldsau jusqu'à »l'Auerhahn« . 20 „
De l'»Auerhahn« à la cascade de Geroldsau . . 40 „
Toute la course de Baden jusqu'à la cascade de Geroldsau . . . . 1 M.

Dans l'entretemps la voiture prend aussi des ordres pour des courses à part.

(Les jours de courses de chevaux la voiture ne va pas.)

A l'Yburg.

Départ de la place du théâtre	$9.^{15}$ h.
Arrivée à l'Yburg	$10.^{30}$ „
Départ de l'Yburg	$11.^{30}$ „
Départ de la place du théâtre (jusqu'au 1er sept.)	$4.^{10}$ „
Arrivée à l'Yburg	$5.^{30}$ „
Départ de l'Yburg	$6.^{30}$ „
Départ de la place du théâtre (à partir du 1er sept.)	$3.^{30}$ „
Arrivée à l'Yburg	$4.^{45}$ „
Départ de l'Yburg	6 „

Prix de la personne: A l'Yburg . . . . M. 2.—
A l'Yburg et retour . . . . „ 2.50
Retour de l'Yburg . . . . „ 1.—

De Korbmattfelsen, soit de l'Hôtel »Kaiserin Elisabeth« sur le retour de l'Yburg des personnes sont transportés dans la ville (à midi et à 7 heures du soir), prix de la personne 40 Pf.

(Les jours de courses de chevaux la voiture ne vas pas).

Baden—Plättig—Sand—Hundseck.

Baden-promenade	Dép.	8 heures	du matin
Hundseck	Arr.	11 à 12 „	du matin
Hundseck	Dép.	5 „	du soir
Baden	Arr.	$7.^{30}$ „	du soir

Prix: Baden-Plättig ou vice-versa	M. 2 60	la personne.
Baden-Sand	„ 2 80	„ „
Baden-Hundseck	„ 3.—	„ „
Baden-Hundseck et retour à Baden .	„ 5.—	„ „
Baden-Sand et retour	„ 4 60	„ „
Baden-Plättig et retour	„ 4.20	„ „

Grand bagage M. 2.— la pièce. — Petit bagage M. 1.— la pièce.

Stations intermédiaires.

Plättig-Sand	M. —.20	la personne.
Sand-Hundseck	„ —.20	„ „
Hundseck-Cascade ou vice-versa . .	„ 2.—	„ „
Cascade de Geroldsau-Baden . .	„ 1.—	„ „

(Les jours de courses de chevaux la voiture ne vas pas.)

Bühl—Schindelpeter—Wiedenfelsen—Sand.

Tous les jours le matin à 8¾ heures, station Bühl.

Retour de Sand l'après-midi à 4½ heures. — Le bagage est soigné. L'omnibus couvert contient 9 personnes.

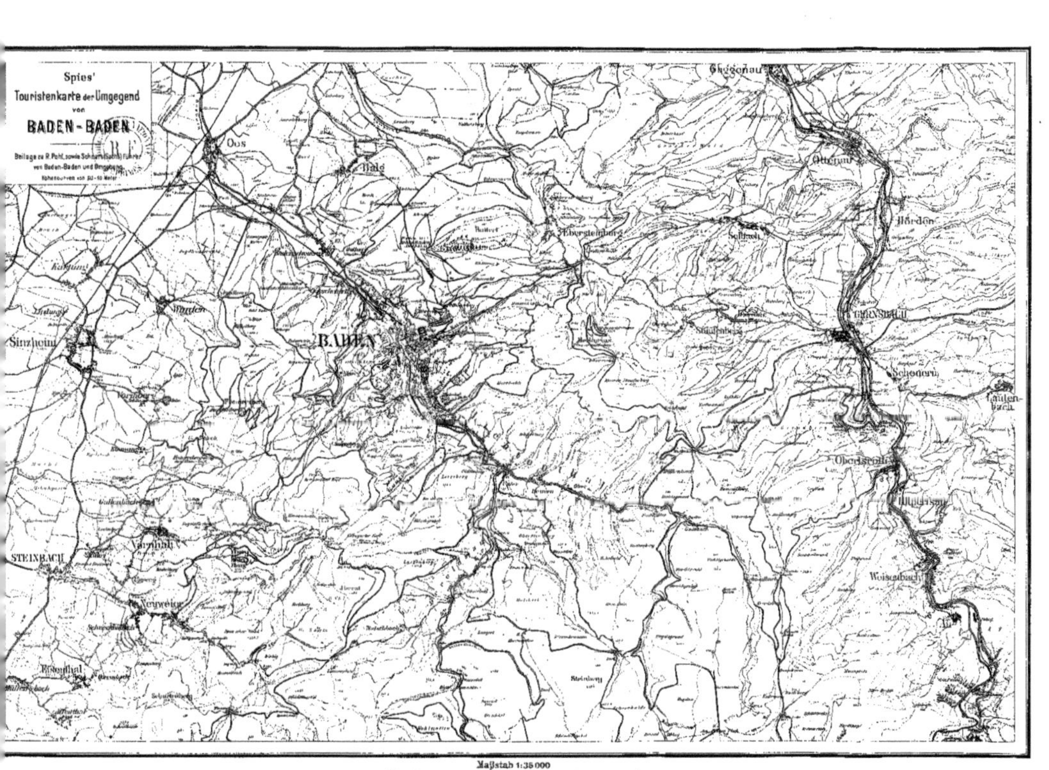
Spies'
Touristenkarte der Umgegend
von
BADEN-BADEN
Beilage zu R. Pohl, sowie Schnars (Sachs) Führer
von Baden-Baden und Umgebung.
Oos
Balg
Ebersteinburg
Ottenau
Hörden
Sinzheim
BADEN
GERNSBACH
Scheuern
Lautenbach
STEINBACH
Varnhalt
Neuweier
Weisenbach
Eisenthal
Maßstab 1:35000

www.ingramcontent.com/pod-product-compliance
Ingram Content Group UK Ltd.
Pitfield, Milton Keynes, MK11 3LW, UK
UKHW020922180726
13838UKWH00002B/702